JN298470

石臼式サイレントジューサーで
やせ体質と美肌をサポート！

マイナス10歳ボディを作る
魔法の生酵素ジュース

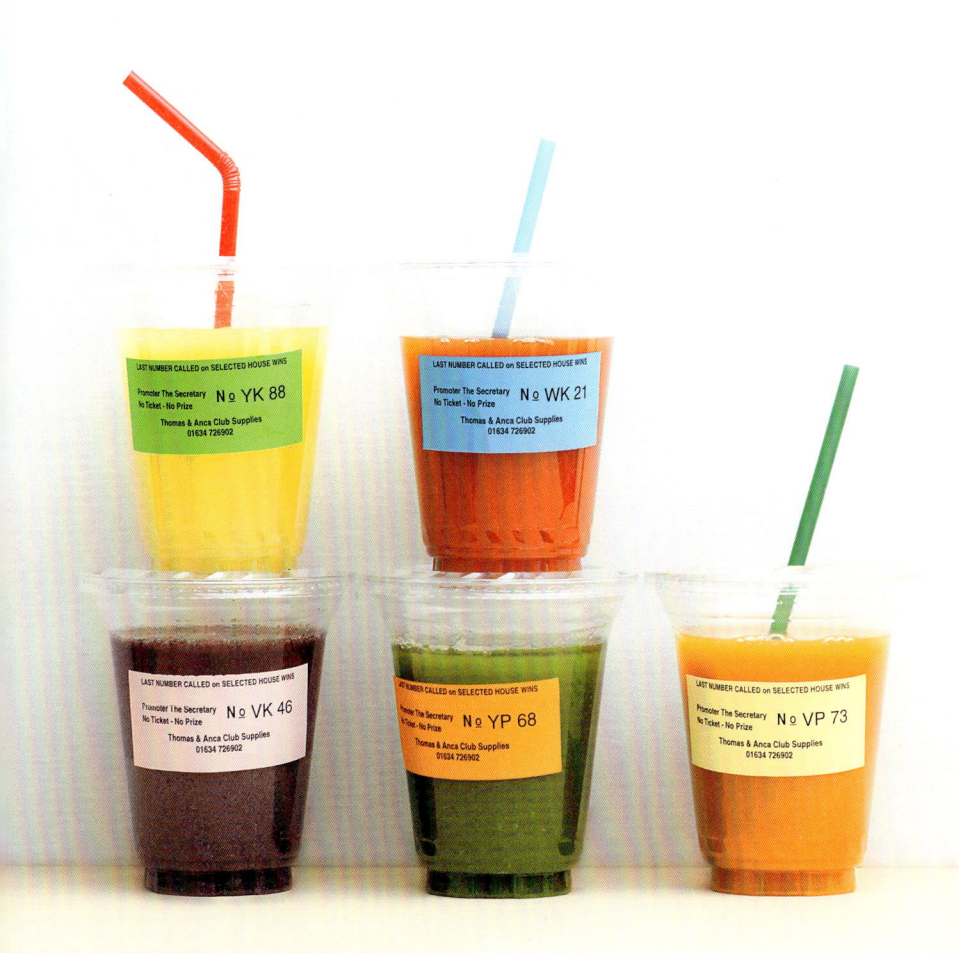

まいにち

植木もも子

contents

introduction
「生酵素ジュース」だから
キレイになれる、元気になれる!　　4

生酵素ジュースで補う
現代人にもっと必要な栄養　　5
　　カロテン　リコピン　アントシアニン　　6
　　クロロフィル　ビタミンC　ビタミンE　　7
　　食物繊維　カルシウム　　8

生酵素＋薬膳で
マイナス10歳を手に入れる!　　9
　　薬膳の基本1　陰と陽を知る　　9
　　薬膳の基本2　五性を知る　　10
　　薬膳の基本3　気・血・津（水）と五臓　　11

手軽においしく作るために
　　生酵素ジュースの主な材料　　12
　　ジュースのための下ごしらえ　　14

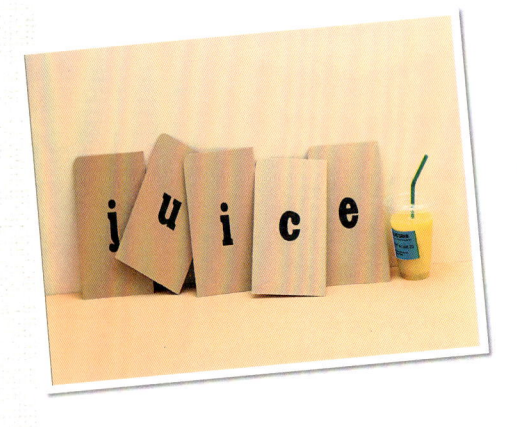

recipe
**part 1　毎日、オールマイティに!
　　　　　マストジュース4**　　16
　　マスト1　グリーンジュース　　18
　　マスト2　にんじんジュース　　20
　　マスト3　トマトジュース　　22
　　マスト4　柑橘系ジュース　　24

column
生酵素ジュースをおいしく作るコツ　　26

**part 2　太らない、美肌になる!
　　　　　目的別ジュース**　　28
　　代謝アップで自然にダイエット　　30
　　食べ過ぎ予防で太らない食習慣　　34
　　腸内環境改善で毎日すっきり　　36
　　胃腸をいたわる夜食ジュース　　38

column
薬膳がもっとわかるお話　体質チェック　　40

　　免疫力アップでがんなどを予防　　42
　　脳の活性化でいつまでも若々しく　　46
　　生活習慣病予防で元気に長生き　　48
　　膝、腰フォローで軽やかに　　50
　　基礎力アップで老けないカラダに　　52
　　シミのない肌を作る　　54
　　ハリのある肌を作る　　58
　　むくみのない肌を作る　　62
　　つや・ハリのある髪を作る　　64

column
アンチエイジングこそ、美と健康の基本
秘訣は代謝機能と解毒!
　教えて!　植木先生　　66
　　　　　　　　　　　　　　67

part 3	不調や心配、悩みに応える ケアジュース	68
	コレステロールが心配	70
	骨粗鬆症の予防に	72
	風邪をひきがちな人に	74
	更年期症が気になる	76
	貧血ぎみのときに	78
	疲れを感じたら	80
	便秘がちな人に	82
	不眠の悩みに	84
	ストレスがたまったら	86
	冷えでつらいときに	88
	肌あれの悩みに	90
	食欲不振のときに	92
	目の疲れを感じたら	94
	肩凝りの緩和に	96

生酵素ジュースに欠かせない
主な素材の栄養ノート　　　　　98

小松菜　トマト　にんじん　レモン　　98
アスパラガス　アボカド　いちご　いちじく　100
オレンジ　柿　キウイフルーツ　キャベツ　101
きゅうり　グレープフルーツ　ゴーヤ
春菊・チンゲン菜　　　　　　　　　102
しょうが　すいか　セロリ　とうもろこし　103
長いも　梨　パイナップル　はちみつ　104
バナナ　パプリカ(赤)　ピーマン　ぶどう　105
ブルーベリー・ラズベリー　ブロッコリー
みかん　メロン　　　　　　　　　　106
桃　ヨーグルト(低脂肪)　りんご　れんこん　107

生酵素ジュースを作る
クビンス　サイレントジューサー　　108
index　索引　　　　　　　　　　110

■生酵素ジュースを作る前に

・レシピが掲載されているジュースのでき上がり量は、およそ250～300mlです。

・レシピの材料が写真でもわかります。量の目安としてもお役立てください。

・材料に記載の分量は廃棄部も含めた量です。作るときに多少の過不足があっても味やエネルギー量が大きく変わることはありません。

・エネルギー量の計算は「日本食品標準成分表2010」に基づいて計算しています。

・レシピに記載の

　カロテン　リコピン　アントシアニン
　クロロフィル　ビタミンC　カルシウム
　食物繊維　ビタミンE

は「生酵素ジュースで補う現代人にもっと必要な栄養」（5～8ページ）に沿って、そのジュースに多く含まれている栄養を示しています。

・この本で紹介するジュースの材料の切り方、ジューサーへの入れ方、味わい、主な栄養はすべて石臼式低速ジューサーで作ることを前提にしています。石臼式低速ジューサーについては108ページをご覧ください。他のジューサーを利用することもできますが、その場合は使用されるジューサーの使い方をご確認ください。

・乳幼児にはぬるま湯で倍量に薄め、年齢に合わせた適量を与えてください。

recipeのジュース名に付いているアイコンはでき上がりの色の目安です。素材の品種、状態、量などによって色が変わることがあります。

introduction

「生酵素ジュース」だから
キレイになれる、元気になれる！

酵素の補給にはジュースが最適！

　この本で紹介するジュースは、すべて「生酵素」ジュースです。生酵素とは読んで字のごとく、生きた酵素のこと。これをわかっていただくために、まずは酵素についてお話ししましょう。
　酵素とは、すべての生命活動にかかわる栄養素で、健康維持やアンチエイジングの鍵を握るものとされています。酵素は体内に存在する潜在酵素と、食事で補給する食物酵素の2つがあります。潜在酵素はさらに、食べ物の消化にかかわる「消化酵素」と、エネルギーの変換や細胞の修復など体内の活動全般をつかさどる「代謝酵素」に大別されます。
　体内の潜在酵素は日々消耗され、生産できる量も限られています。さらに、食べ過ぎなどで消化酵素を多く使うと、代謝に回る分が少なくなります。加齢などで酵素の量が少なくなったり、消化酵素の使い過ぎで代謝酵素が足りなくなると、体に不調をきたすことになります。
　この潜在酵素の補給役が、野菜や果物です。酵素は加熱すると壊れてしまうので、生で食べられる野菜や果物がメインになります。中でも効率がよいのがジュース。ジュースにすることで内の酵素をスムーズに、余すことなく体内に取り込めます。

石臼式で作るから酵素が生きている

　ただ、ジュースの作り方によっては酵素が破壊されてしまうことがあります。ここで紹介するジュースは低速回転による石臼式ジューサーで作ることを前提にしています。食材をおろさずにじわじわ押して搾るので、摩擦熱の発生が抑えられ、熱に弱い酵素や栄養も破壊することなくジュースに取り込むことができます。まさに、野菜や果物の栄養をまるごと、酵素も生きたまま摂取できるのです。

手軽でおいしいから毎日飲める

　生酵素ジュースのもう一つの大きな特長が、おいしいこと。青汁など体にいいジュースは苦いというイメージがありますが、ここで紹介するジュースは、どれも石臼式ジューサーで搾るので味わいがよく、またおいしく飲めるように食材を組み合わせてあります。特別な材料や複雑なプロセスもなし。冷蔵庫にある食材をジューサーで搾るだけ。手軽でおいしいから、無理なく毎日飲み続けることができます。これもまた、生酵素ジュースでキレイに元気になれる秘訣といえるでしょう。

生酵素ジュースで補う
現代人にもっと必要な栄養

野菜・果物の微細な栄養もしっかり

　野菜や果物の栄養をまるごと摂取できる生酵素ジュースなら、不足がちといわれる栄養の補給も手軽にできます。現代人に不足している栄養はビタミン、ミネラル、食物繊維。これらの供給源になるのが野菜、果物です。

　野菜、果物をそのまま搾る生酵素ジュースは、こうした不足している栄養をしっかり摂取できるうえに、今を生きる私たちがもっと必要としている栄養も積極的に摂取できます。

　私たち現代人の体は環境の変化、ライフスタイルの変化、食生活の変化により、従来の必要とされる栄養とは別に、もっと必要な栄養が出てきています。また、研究が進むにつれ、野菜、果物にわずかに含まれる機能性成分が免疫力や生体リズムを正常に保つなど、生命維持に必須の働きをすることがわかってきました。つまり、野菜や果物の不足は生命にもかかわる問題なのです。

　たとえば、カロテン。植物の色素成分で体内に吸収されてビタミンAに変わります。解毒効果を高める働きもあり、現代の暮らしであふれている有害物質の体内蓄積を抑制します。

　さらにリコピン。赤い色素成分で、がんを予防する成分として注目されています。がんは日本人の死亡原因の第1位。現代人の健康維持にはリコピンの積極的な摂取が望まれます。こうした成分までも余すことなく摂取できるのが、生酵素ジュースなのです。

　ここでは、生酵素ジュースで摂取できる「現代人にもっと必要な栄養」にスポットをあて、その栄養の働き、それを含む主な野菜や果物を紹介します。

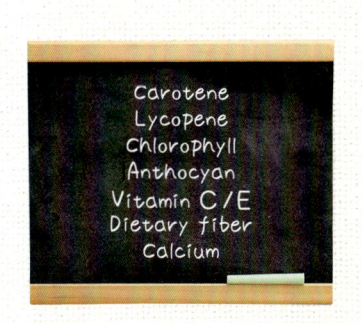

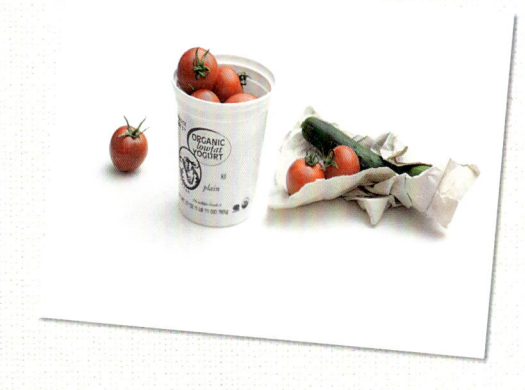

Carotene
Lycopene
Chlorophyll
Anthocyan
Vitamin C/E
Dietary fiber
Calcium

introduction

Carotene カロテン

　植物性食品に含まれ、体内に吸収されてビタミンAとして働く成分。そのおおもとになるのがカロテノイドと呼ばれる緑色、黄色、オレンジ色、赤色などの色素成分で、カロテンはカロテノイドの一種。にんじんなどに豊富なβ-カロテンはその代表的な存在で、カロテンの中でももっとも効率よくビタミンAの働きをします。ほかにα-カロテン、γ-カロテン、β-クリプトキサンチンがあります。

　皮膚や粘膜を強化する働きがあり、目の健康にも欠かせません。不足すると細菌やウイルスへの抵抗力が弱くなり、風邪をひきやすくなったりします。強い抗酸化作用があり、がんをはじめとした生活習慣病の予防にも有効です。また、肝臓の働きを助けて解毒効果を高める作用もあり、有害物質の排出に役立ちます。

<主な食材>
モロヘイヤ
にんじん
春菊
ルッコラ
小松菜
チンゲン菜
サニーレタス
パプリカ(赤)
すいか
ブロッコリー
マンゴー

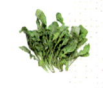

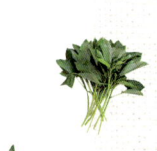

Lycopene リコピン

　リコピンもカロテノイドの一種で、トマトに多く含まれる赤い色素。β-カロテンとは異なり、体内でビタミンAに変換されることはありませんが、その抗酸化作用は強力でβ-カロテンの2倍以上。大腸がんや胃がんなどの消化器系がんの予防に貢献します。

　また、美白、美肌にも有効なことが明らかになりつつあります。メラニンの働きを促進する活性酸素を消去し、メラニンの生成に必要な酵素「チロシナーゼ」の働きを抑えて、シミやそばかすを防ぐとされます。

<主な食材>
パプリカ
すいか
トマト
グレープフルーツ(ルビー)
ラズベリー
いちご

Anthocyan アントシアニン

　ブルーベリーなどに含まれる青紫の色素。その働きとしてよく知られているのが、視覚機能の維持や改善。視力の向上、目の病気の予防、眼精疲労の予防や回復が期待できます。また抗酸化作用があり、コレステロールの沈着を抑え、動脈硬化の予防、老化抑制、さらに血液をサラサラにする作用から血管の病気予防や血圧の安定、肝機能の改善にも働くとされます。

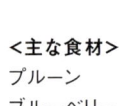

<主な食材>
プルーン
ブルーベリー
ぶどう(黒色系)
りんご(赤系の皮)

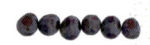

Chlorophyll クロロフィル

　一般的に葉緑素といわれる植物の緑色成分。強い抗酸化作用があり、過酸化脂質の抑制や血中コレステロール値の抑制、がんの予防などの働きがあります。また、内臓の調子を改善したり、肝機能を高めたり、毒素を吸収する働きも期待できます。
　最近の研究で、細胞内の遺伝子を修復する作用があることも報告されています。

<主な食材>
モロヘイヤ
小松菜
春菊
ルッコラ
ピーマン

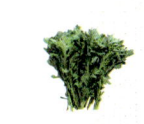

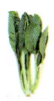

Vitamin C ビタミンC

　強い抗酸化作用があることから、ビタミンA、Eと並んで三大抗酸化ビタミンと呼ばれています。活性酸素の働きやコレステロールの増加を抑制したり、動脈硬化や老化の予防に働きます。ほかにもストレスを弱める作用、カルシウムや鉄の吸収を助ける作用をはじめ、多くの有効な機能をもっています。
　また、細胞をつないで血管や筋肉を作るコラーゲンの合成にも必要な栄養で、血管、皮膚、粘膜を強化することから美容に欠かせないビタミンとされ、しみやそばかすのもとになるメラニン色素も抑制します。
　多くの野菜や果物に含まれますが、水に溶けやすくて熱に弱く、喫煙、飲酒、ストレスなどでどんどん消費されるので、積極的な摂取が望まれます。

<主な食材>
パプリカ（赤）
ブロッコリー
レモン
カリフラワー
ピーマン
柿
キウイフルーツ
ルッコラ
いちご
パパイア
オレンジ

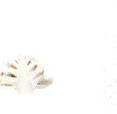

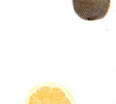

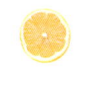

Vitamin E ビタミンE

　強い抗酸化作用や美肌づくりに役立つ作用があることから、ビタミンA、Cとともにがん予防や美肌作りのACE（エース）と呼ばれます。とくに老化の原因となる細胞膜の酸化を防ぐことから、老化抑制ビタミンともいわれます。がんや動脈硬化、脳の老化などの予防効果が期待できます。
　また、血液の循環をよくする作用があり、肩凝りや冷え性を改善したり、新陳代謝を向上させて肌にハリやつやを与える働きもします。

<主な食材>
モロヘイヤ
パプリカ（赤）
アボカド
ブロッコリー
マンゴー
ブルーベリー
きな粉
グリーンナッツオイル

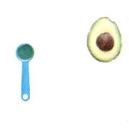

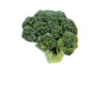

introduction

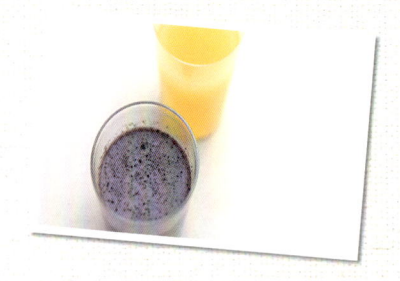

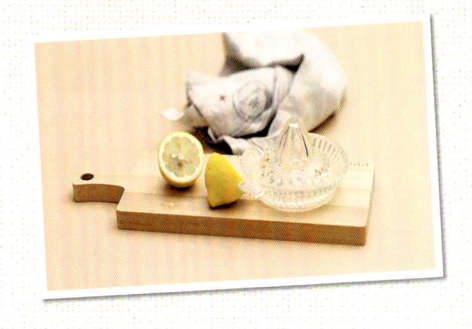

Dietary fiber 食物繊維

　腸や排泄機能を助ける生理機能が現代の食生活に欠かせないものとして、五大栄養素に続く第六の栄養素ともいわれています。
　水に溶ける水溶性食物繊維と、溶けない不溶性食物繊維があります。水溶性は体内に吸収されると腸内でゼリー状の粘性物質に変わり、糖や脂肪の吸収を妨げ、血糖値の上昇を抑えたり、コレステロールの排泄を行います。また、腸内の善玉菌のえさになり、腸内環境を整える働きもします。
　不溶性は腸内で水を吸って膨らみ、腸の運動を促して便秘の解消に役立つほか、大腸ガンの予防効果も期待できます。水溶性と不溶性をバランスよく摂るのが理想的。なお、りんごやバナナ、キウイフルーツに含まれるペクチンは水溶性食物繊維の一種です。

＜主な食材＞
モロヘイヤ
アボカド
ラズベリー
ブロッコリー
ブルーベリー
春菊
とうもろこし
にんじん
キウイフルーツ
きな粉

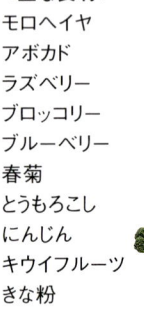

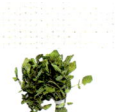

Calcium カルシウム

　骨や歯の形成に欠かせない栄養素。それだけでなく、心臓の機能調整や筋肉の収縮と弛緩、ホルモン分泌といった大事な役割を担っています。また、ストレスに対抗する働きもあり、ストレス解消にも役立ちます。
　不足すると骨粗鬆症や高血圧の原因になり、イライラすることが多くなります。吸収率が低く、不足がちなので、吸収率を上げるビタミンDや、カルシウムの利用に必須のマグネシウム、ビタミンC、ビタミンKをいっしょに摂取するといいでしょう。

＜主な食材＞
モロヘイヤ
小松菜
ルッコラ
春菊
チンゲン菜
牛乳
ヨーグルト
ごま

生酵素＋薬膳でマイナス10歳を手に入れる！

薬膳の知恵で内側から美しく

　中国では医食同源という考え方があり、食材にも薬と同じように体を治す効果があると考えられてきました。薬膳とは、その考えを基本に季節や体調に合わせて食材を選んで作る料理のこと。この本で紹介する生酵素ジュースにも、いたるところに薬膳の知恵を生かしてあります。「ジュースに薬膳？」と思われるかもしれません。でも、薬膳の主旨は「自分の体に合ったものをバランスよく取り入れること」。つまり、自分の体をよく知り、食材の力を利用して内側から整えていくものです。それは生酵素ジュース作りでも大変役に立つものです。

　薬膳の知恵を知って、自分の体に合った、そして目指すボディや、今抱えている悩みに合ったジュースをチョイスすることで、生酵素ジュースのパワーをもっともっと有効活用できるでしょう。

薬膳の基本1
陰と陽を知る

　陰と陽とは、相反する関係を指します。もともとは月と太陽のことで、具体的には夜と昼、寒い暑い、上と下、動と静などです。薬膳ではこの陰と陽が協力したり、一方の行き過ぎを抑制したりしてバランスがとれている状態をよい状態と考えます。

　食物にも陰と陽があります。体を温める性質がある食物は陽、熱を取って冷やす性質の食物は陰となります。料理や食事では、この陽と陰をバランスよく組み合わせることが健康維持の基本になります。例えば、夏に体の熱を取る陰の食物を使ったときは、陽の食物も添えるなどして冷やし過ぎないようにするのです。

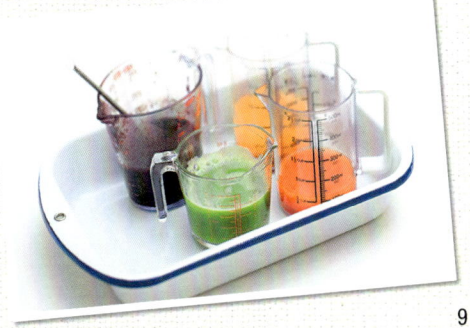

薬膳の基本2
五性を知る

　陰と陽でもお話ししましたが、食べ物には体を温めたり、熱を取って冷やしたりする性質があります。その性質を度合いによって熱性、温性、平性、涼性、寒性の5つに分類しており、これを五性といいます。暑い季節は体の熱を取る性質（涼、寒）のものを、冬は体を温めるもの（熱、温）を、また、のぼせやすい人は熱を取るものを、冷え性の人は体を温めるものを意識するというように、五性は食材選びの目安になるものです。

熱性　体を温める力が強く、体の中の冷えや寒さを取り除く。気や血の巡りをよくする。
<主な食材>
こしょう、とうがらし、シナモン

温性　熱性と同じ性質をもつが、作用は穏やか。疲れをいやしたり、冷えによる食欲不振も改善。
<主な食材>
ざくろ、しそ、しょうが、みかん、桃

平性　温めも冷やしもしない。熱性、寒性の強い性質を緩和する働きもあり、他の性質と組み合わせやすい。
<主な食材>
キャベツ、小松菜、牛乳、春菊、にんじん、パプリカ、ブルーベリー、ぶどう、レモン

涼性　体の熱を取る。作用は穏やか。のぼせ、ほてりなどの改善や、暑い季節の体温調節にもよい。
<主な食材>
いちご、オレンジ、きゅうり、セロリ、チンゲン菜、梨、ブロッコリー、ヨーグルト、りんご

寒性　熱を取る働きが強い。発熱、のどの渇き、熱性便秘などの改善にもよい。
<主な食材>
アスパラガス、柿、キウイフルーツ、グレープフルーツ、トマト、ゴーヤ、すいか、冬瓜、バナナ、メロン

薬膳の基本3
気・血・津（水）と五臓

　薬膳では、私たちの体は気・血・津（水）で成り立っていると考えます。例えば、体に不調がある場合、気が足りない、血の巡りが悪いといった表現をします。不調を治すには、気・血・津（水）を補ったり改善したりする食材を選び、食物で体の内側から整えていきます。つまり、気・血・津（水）は体調の捉え方、食材の選び方の基本になるものです。ここをよく理解しましょう。

　「気」は生命を維持し、活動させるエネルギーのこと。元気や活気だけではなく、気分や気持ちなど心の面も含んだものととらえます。「血」は血液と、血液が運ぶ栄養素のこと。「津（水）」は血液以外の体液を指します。体液にはリンパ液、分泌液が含まれます。

　気・血・津（水）が体の中を滞りなく巡っているのが、健康な状態です。お互いに影響しあっているので、どれか1つでも巡りが悪くなると、バランスがくずれて不調になります。

　また、薬膳では体の臓器を機能や働きで分け、五臓六腑としています。五臓は肝、心、脾、肺、腎で、主に栄養を貯えて使うところ。六腑は胆、小腸、胃、大腸、膀胱、三焦で、消化や排泄を行うところです。ここでは五臓の働きを簡単に紹介します。

肝…気や血の流れをつかさどり、消化や運動機能と関連。
心…五臓のコントロール役。血液や栄養を送り出す。
脾…消化・吸収機能にかかわり、栄養を気や血にかえて送る。
肺…呼吸機能にかかわる。気や水分の調節を行う。
腎…成長発育、生殖機能にかかわる。体内の水分代謝と貯蔵を管理。

　以上が、薬膳の知恵をジュース作りに生かすための基本です。40、41ページには、薬膳による自分の体質を知るための手がかりも紹介しています。こちらも参考にして、自分に合ったジュースを上手に選んでください。

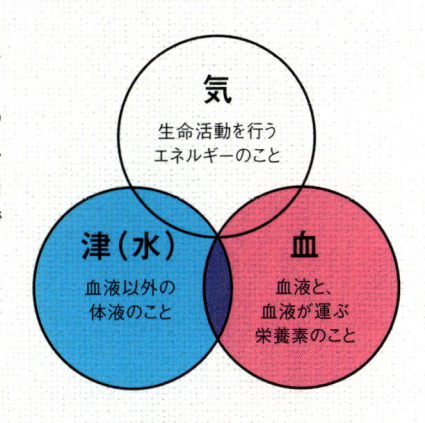

気　生命活動を行うエネルギーのこと
津（水）　血液以外の体液のこと
血　血液と、血液が運ぶ栄養素のこと

introduction

手軽においしく作るために1
生酵素ジュースの主な材料

アスパラガス	いちご	いちじく
皿16cm　太め1本　約30g	1粒　約20g	1個　約100g
オレンジ	柿	キウイフルーツ
小1個　約160〜170g	1個　約200g	1個　約130g
キャベツ	きゅうり	小松菜
小1/4個　約250g	1本　約100g	1株　約40〜50g
グレープフルーツ(ルビー)	セロリ	トマト
小1個　約300g	1本　約150g	1個　約150g

生酵素ジュースは家庭の冷蔵庫に常備されている野菜や果物で手軽に作れます。量も多くは必要ありませんから、残りものでも大丈夫。ここでは生酵素ジュースの主な材料と、その概量を紹介します。これを知れば、忙しいときも冷蔵庫にあるその材料でパパッと作れます。

梨	にんじん	パイナップル
1個　約300g	大1本　200g	小1/4個　約300g
パプリカ(赤)	ピーマン	ぶどう(黒色系)
1個　約150g	大きめ1個　約50g	1房　約400g
ブルーベリー	ブロッコリー	桃
5粒　約10g	1株　約250g	1個　約250g
みかん	りんご	レモン
小さめ1個　約100g	小さめ1個　約200g	1個　約100g

introduction

手軽においしく作るために2
ジュースのための下ごしらえ

素材の洗い方と切る前の下準備

材料名	洗い方	切る前に
アスパラガス	水に浸してよく洗う	
アボカド	洗う	皮と種を除く
アロエ	洗う	皮を除く(写真1)
いちご	よく洗う	へたを除く
いちじく	よく洗う	へたを除く
オレンジ	台所用洗剤でワックスを落とし、よくすすぐ	皮を除く
柿	よく洗う	皮と種を除く
かぼす	ワックス付きのものは台所用洗剤で洗い、よくすすぐ	スクイーザーで搾る
カリフラワー	水に浸してよく洗う	
キウイ	洗う	皮を除く
キャベツ	水に浸してよく洗う	
きゅうり	水に浸してよく洗う	
クコの実	湯につけて洗う	倍量の湯に5分ほど浸して戻す
クレソン	水に浸してよく洗う	
小松菜	根元の汚れを落とし、よく洗う	根を切り落とす
グレープフルーツ(ルビー)	台所用洗剤でワックスを落とし、よくすすぐ	皮を除く
ゴーヤ	水に浸してよく洗う	種とわたを除く
ざくろ	洗う	中の粒を取り出してほぐす(写真2)
サニーレタス	水に浸してよく洗う	
しそ	水に浸してよく洗う	
春菊	水に浸してよく洗う	
しょうが	たわし等でくぼみの汚れまでよく洗い落とす	皮つきのまま薄切りにする
白きくらげ	たっぷりの水で洗う	水で戻してゆでる(写真3)
すいか	洗う	皮を除く
セロリ	水に浸してよく洗う	葉付きのまま切る
チンゲン菜	水に浸してよく洗う	

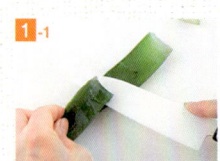

1-1 皮の両端を切り落とし、上の皮をそぐように切り離す。

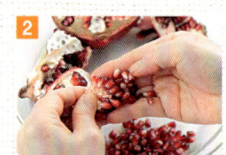

2 中の粒を取り出しバラバラにほぐす。

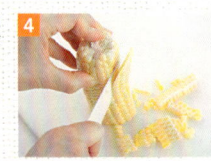

4 芯から実をそぐように切り離す。

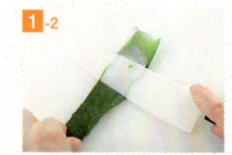

1-2 身をそぐように下の皮から切り離す。

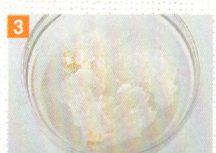

3 多めの水に20〜30分浸して戻し、2〜3分ゆでる。

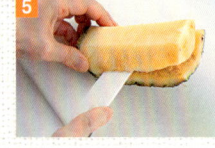

5 芯を切り落とし、実と皮の間に包丁を入れて切り離す。

下ごしらえは、きれいに洗い、ジューサーの投入口に入る大きさに切るだけ。ただ、洗うときに注意するもの、切る前に皮や種を除くもの等がありますので確認しましょう。また、りんごなど酸化して色が変わりやすいものは、塩水につけてからジューサーに入れると褐変しません。

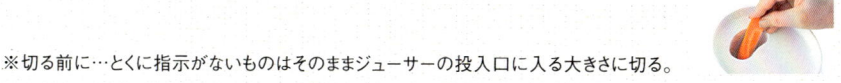

※切る前に…とくに指示がないものはそのままジューサーの投入口に入る大きさに切る。

冬瓜	よく洗う	種を除く
とうもろこし	よく洗う	実をそぎ、芯を除く(写真4)
トマト	水に浸してよく洗う	へたを除く
長いも	よく洗う	皮を除く
梨	水に浸してよく洗う	皮と芯を除く。切ったら塩水につける
にんじん	水に浸してよく洗う	皮を除く
パイナップル	洗う	皮と芯を除く(写真5)
バナナ	洗う	皮を除く
パパイヤ	よく洗う	皮と種を除く
パプリカ	水に浸してよく洗う	へたと種を除く
ビーツ	水に浸してよく洗う	皮を除く
ピーマン	水に浸してよく洗う	へたと種を除く
ぶどう(黒い皮のもの)	塩でやさしくもみ、水洗いする	
プラム(生)	塩でやさしくもみ、水洗いする	
ブルーベリー	塩でやさしくもみ、そっと水洗いする	
ブロッコリー	水に浸してよく洗う	
マンゴー	よく洗う	皮と種を除く
桃	よく洗う	皮と種を除く。切ったら塩水につける
みかん	ワックス付きのものは台所用洗剤で洗い、よくすすぐ	皮ごと使用
メロン(赤肉系)	洗う	皮と種を除く
モロヘイヤ	水に浸してよく洗う	茎は除く(葉のみ使用)
ラズベリー	そっと水洗いする	
りんご	水に浸してよく洗う	半量は皮をと芯を除き、半量は芯のみ除く。切ったら塩水につける
ルッコラ	水に浸してよく洗う	
レモン	ワックス付きのものは台所用洗剤で洗い、よく洗い流す	スクイーザーで搾る
れんこん	タワシ等でよく洗う	皮つきのまま。切ったら酢水につける

用意しておきたい道具

石臼式
低速ジューサー
(ジューサーについては
108ページを参照)

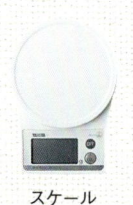

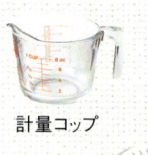

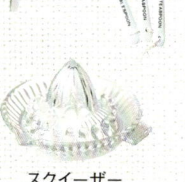

計量コップ

計量スプーン

スケール

スクイーザー

マドラー

recipe

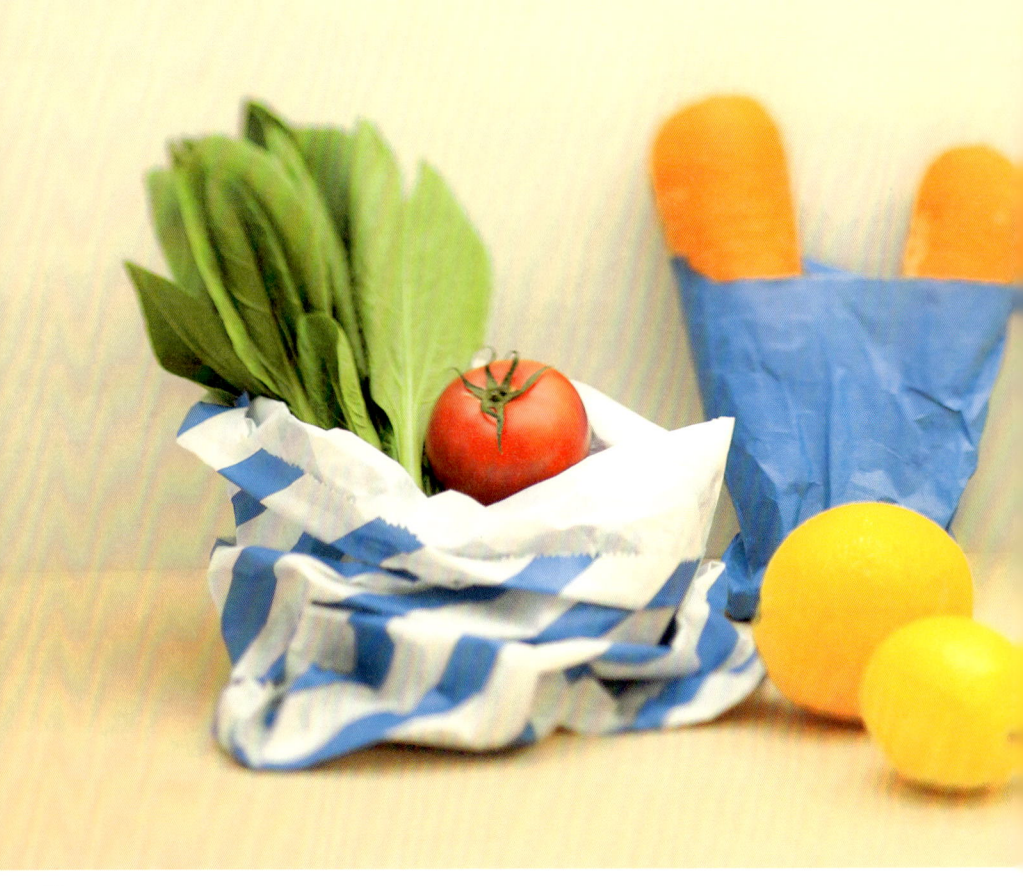

Part 1
毎日、オールマイティに!
マストジュース4

ほとんどの野菜や果物を材料にして作ることができる生酵素ジュース。

中でもオールマイティに活躍するマストアイテムが、

小松菜、にんじん、トマト、柑橘系果実の4種。

これをベースにしたジュースは健康維持の万能選手。

まずは毎日、この1杯から。

冷蔵庫にある素材で、旬のお得な素材で、お好みの素材で

お試しあれ。

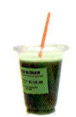

マスト1 グリーンジュース

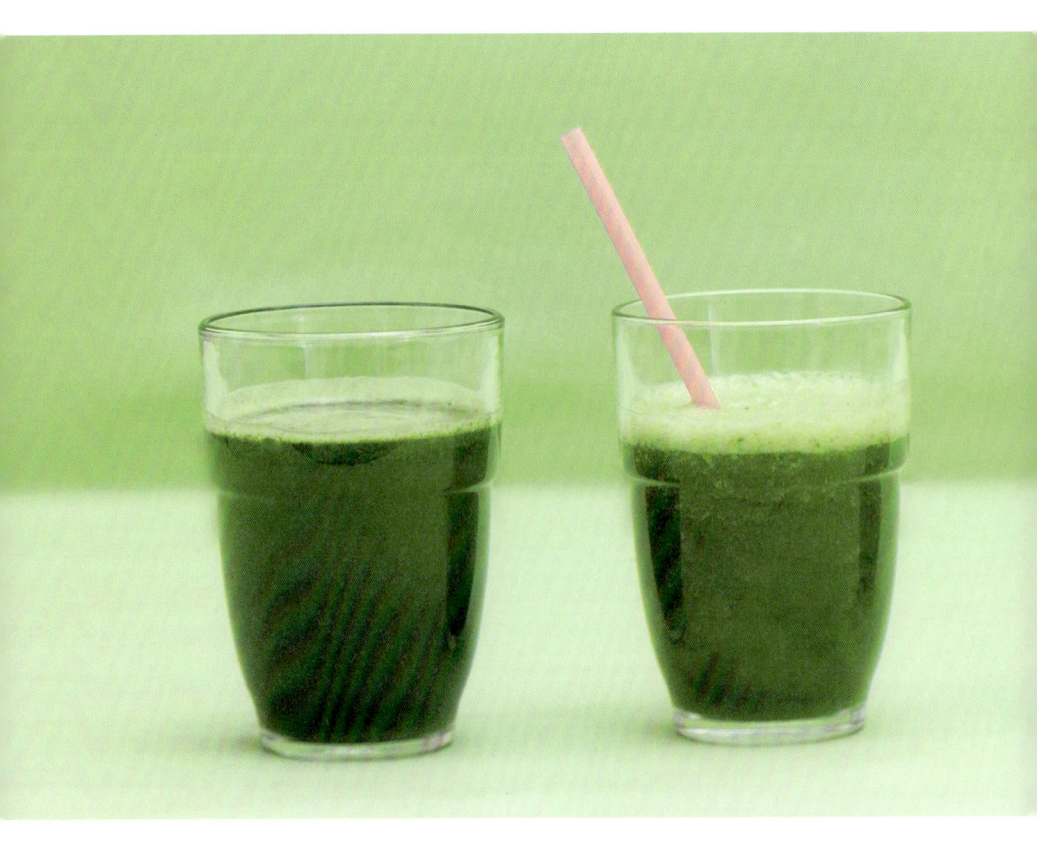

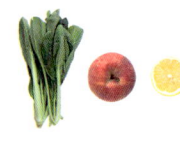

base 小松菜

りんごをプラスしたジュースの基本
小松菜&りんご

クロロフィル　カロテン　ビタミンC　**108**kcal

材料
小松菜……100g
りんご……1個
レモン……1/2個

作り方
① 小松菜、りんごをジューサーに徐々に入れて搾る。
② レモンをスクイーザーで搾り、①のジュースに加えて混ぜる。

桃の食物繊維で便秘解消にも
小松菜&桃

クロロフィル　カロテン　食物繊維　**101**kcal

材料
小松菜……100g
桃……1個
レモン……1/2個

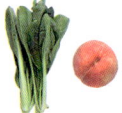

作り方
① 小松菜、桃をジューサーに徐々に入れて搾る。
② レモンをスクイーザーで搾り、①のジュースに加えて混ぜる。

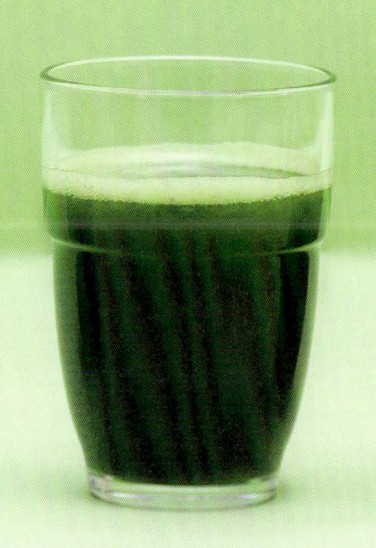

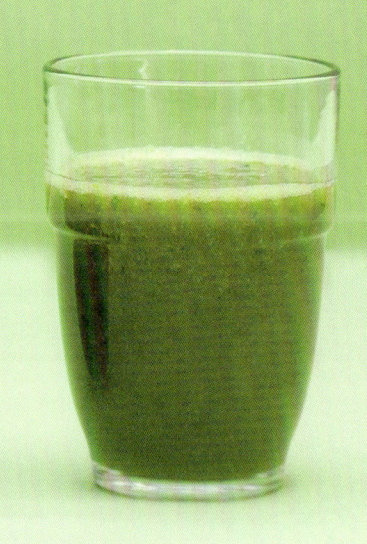

緑黄色の葉野菜の中でもやさしい風味でジュースにぴったりの小松菜がベース。抗酸化作用が高く、カルシウムの補給にも役立ちます。フルーツの組み合わせで栄養価がアップ、あきないおいしさに。

※材料の下ごしらえは14、15ページを参照。

マストジュース

疲れたときにもおすすめ
小松菜＆梨

クロロフィル　カロテン　ビタミンC　　71kcal

材料
小松菜……100g
梨……1/2個
レモン……1/2個

作り方
① 小松菜、梨をジューサーに徐々に入れて搾る。
② レモンをスクイーザーで搾り、①のジュースに加えて混ぜる。

ビタミンA・C・Eで美肌作りにも
小松菜＆マンゴー

クロロフィル　カロテン　ビタミンC　　175kcal

材料
小松菜……100g
マンゴー……小1個
グレープフルーツ（ルビー）……小1個

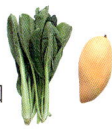

作り方
① マンゴーをジューサーに入れて絞り、排出口から出る繊維質を別に取る。続けて小松菜、グレープフルーツを徐々に入れて搾る。
② マンゴーの繊維質を①のジュースに加えて混ぜ合わせる。

マスト2 にんじんジュース

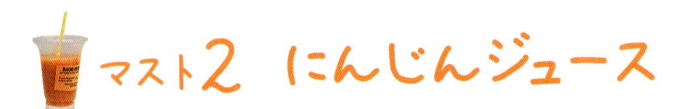

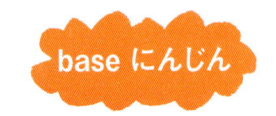

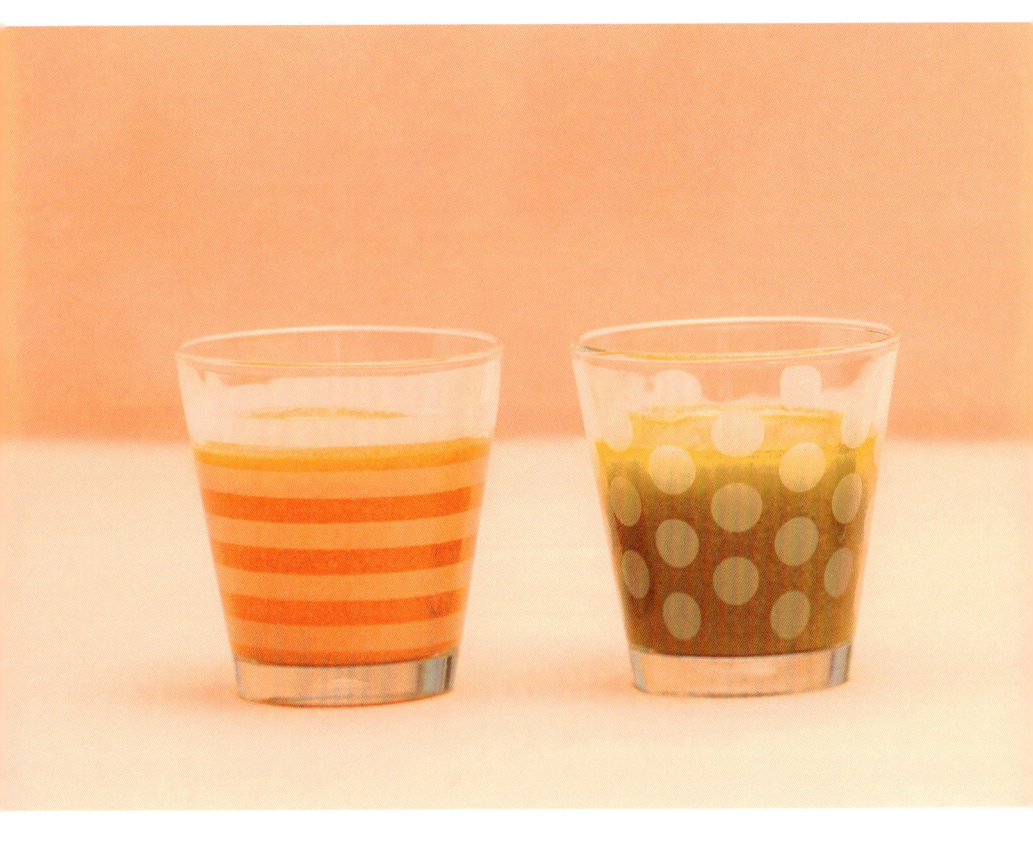

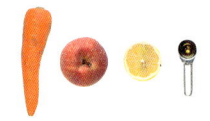

base にんじん

+オリーブ油で吸収率アップ
にんじん＆りんご

カロテン　ビタミンC　食物繊維　**205kcal**

材料
にんじん……大1本
りんご……1個
レモン……1/2個
オリーブ油……小さじ1

作り方
❶にんじん、りんごをジューサーに徐々に入れて搾る。
❷レモンをスクイーザーで搾り、オリーブ油とともに①のジュースに加えて混ぜ合わせる。

β-カロテン豊富なセロリの葉もいっしょに
にんじん＆オレンジ＆セロリ

カロテン　ビタミンC　食物繊維　**239kcal**

材料
にんじん……大1本
オレンジ……小1個
セロリ……1本
はちみつ……大さじ1
レモン……1/2個
オリーブ油……小さじ1

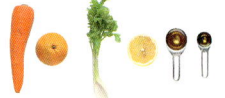

作り方
❶にんじん、オレンジ、セロリをジューサーに徐々に入れて搾る。
❷レモンをスクイーザーで搾り、オリーブ油、はちみつとともに①のジュースに加えて混ぜ合わせる。

美肌作りに必須で、強力な抗酸化作用からがん予防も期待されるβ-カロテンが豊富なにんじんがベース。季節の果実と合わせたフルーティな風味でにんじん嫌いの人にもおすすめです。

※材料の下ごしらえは14、15ページを参照。

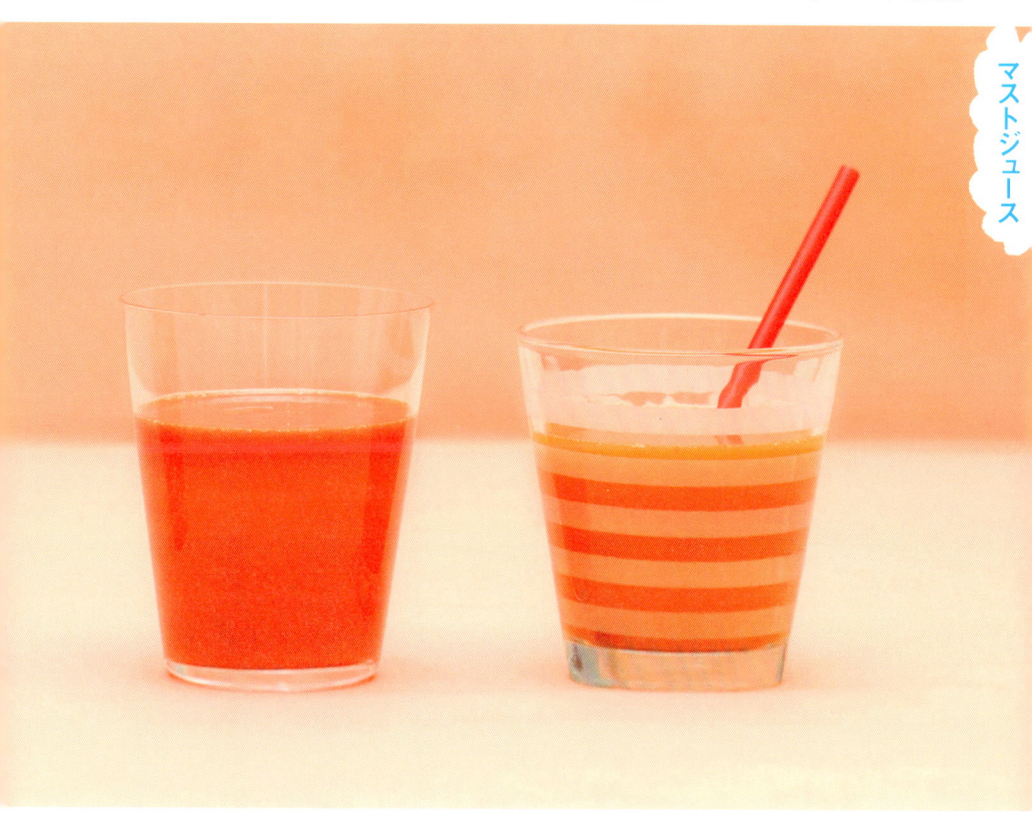

マストジュース

むくみや二日酔いの解消にも
にんじん&すいか&レモン

カロテン　リコピン　ビタミンC　**124** kcal

材料
にんじん……大1本
すいか……200g
レモン……1個

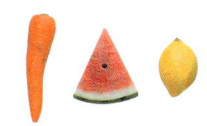

作り方
❶ にんじん、すいかをジューサーに徐々に入れて搾る。
❷ レモンをスクイーザーで搾り、①のジュースに加えて混ぜる。

ビタミンCもたっぷり
にんじん&柿&グレープフルーツ

カロテン　ビタミンC　食物繊維　**225** kcal

材料
にんじん……大1本
柿……1個
グレープフルーツ（ルビー）……小1/2個
レモン……1/2個

作り方
❶ にんじん、柿、グレープフルーツをジューサーに徐々に入れて搾る。
❷ レモンをスクイーザーで搾り、①のジュースに加えて混ぜる。

マスト3 トマトジュース

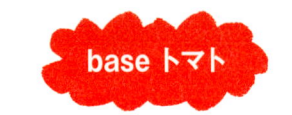

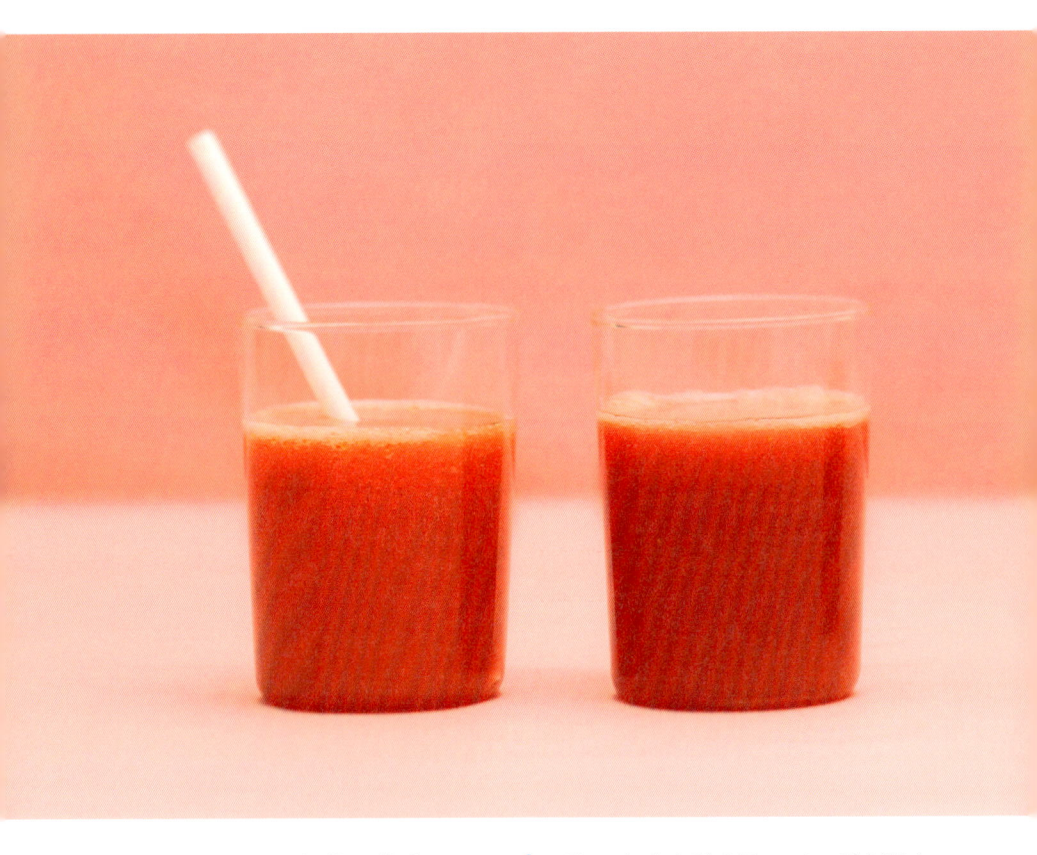

base トマト

手軽に作れて欲しい栄養が豊富に
トマト&レモン

`カロテン` `リコピン` `ビタミンC` **101**kcal

材料
トマト……2個
レモン……1個
オリーブ油……小さじ1

作り方
❶トマトをジューサーに徐々に入れて搾る。
❷レモンをスクイーザーで搾り、オリーブ油とともに①のジュースに加えて混ぜ合わせる。

体の余分な熱を取ってのど潤す
トマト&すいか

`カロテン` `リコピン` `ビタミンC` **104**kcal

材料
トマト……2個
すいか……200g
レモン……1/2個

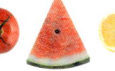

作り方
❶トマト、すいかをジューサーに徐々に入れて搾る。
❷レモンをスクイーザーで搾り、①のジュースに加えて混ぜる。

多くの薬効が明らかになり、病気予防と美容効果の両面で注目を浴びているトマト。その抗酸化作用はビタミンEの100倍とも。ジュースにオリーブ油を加えると吸収率がアップします。

※材料の下ごしらえは14、15ページを参照。

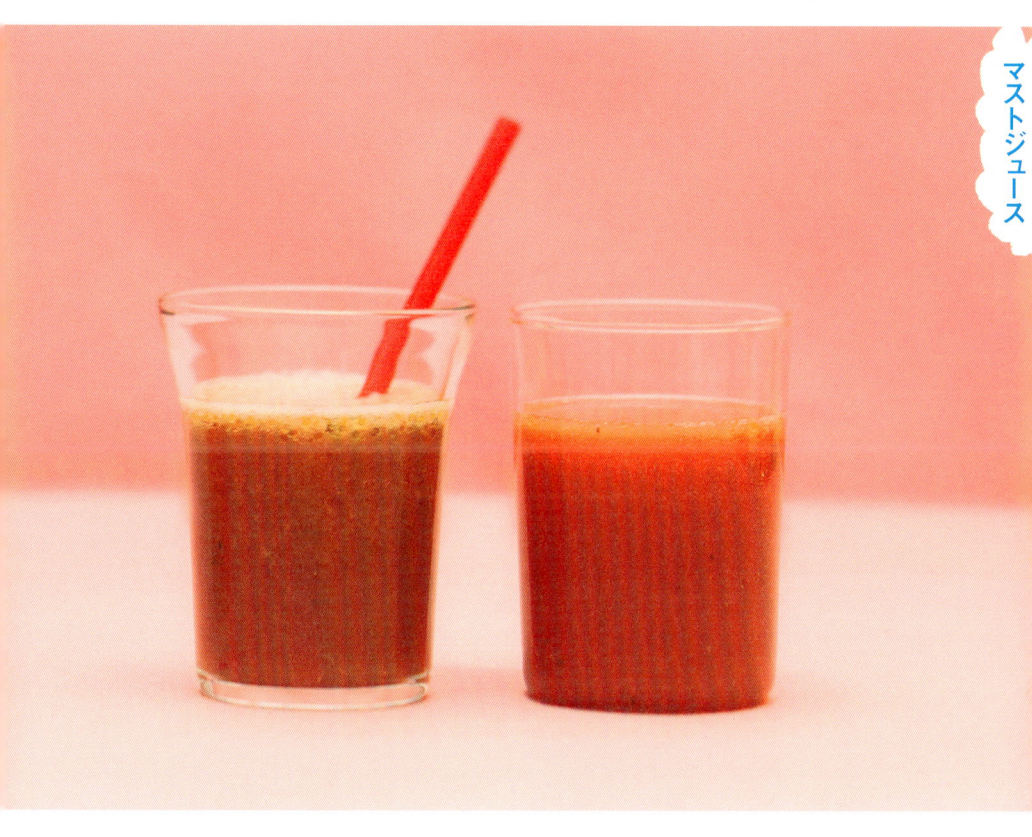

マストジュース

さわやかで高血圧も防ぐカリウムも
トマト&きゅうり

`カロテン` `リコピン` `ビタミンC` **111**kcal

材料
トマト……2個
きゅうり……1本
レモン……1/2個
オリーブ油……小さじ1
塩、こしょう……各少々

作り方
❶トマト、きゅうりをジューサーに徐々に入れて搾る。
❷レモンをスクイーザーで搾り、オリーブ油、塩、こしょうとともに①のジュースに加えて混ぜ合わせる。

野菜の栄養がバランスよくたっぷり
トマト&セロリ&ピーマン

`カロテン` `リコピン` `ビタミンC` **117**kcal

材料
トマト……2個
セロリ……1/2本
ピーマン……1個
レモン……1/2個
オリーブ油……小さじ1

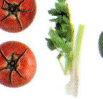

作り方
❶トマト、セロリ、ピーマンをジューサーに徐々に入れて搾る。
❷レモンをスクイーザーで搾り、オリーブ油とともに①のジュースに加えて混ぜ合わせる。

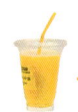

マスト4 柑橘系ジュース

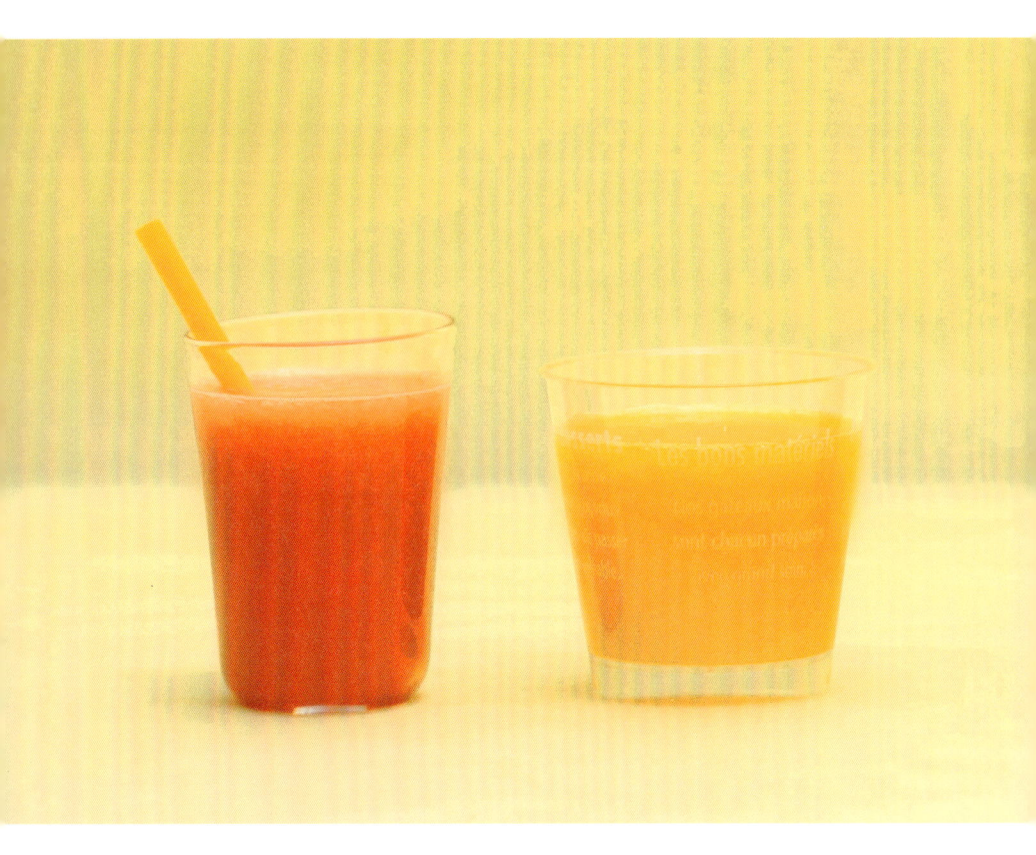

base 柑橘系果実

ビタミンCたっぷりで肌にも疲れにも
グレープフルーツ&りんご

`ビタミンC` `食物繊維` **162kcal**

材料
グレープフルーツ（ルビー）……小1個
りんご……1/2個
レモン……1/2個
はちみつ……大さじ1/2

作り方
① グレープフルーツ、りんごをジューサーに徐々に入れて搾る。
② レモンをスクイーザーで搾り、はちみつとともに①のジュースに加えて混ぜ合わせる。

さわやかな香りも元気の素に
オレンジ&梨

`ビタミンC` `カロテン` `食物繊維` **140kcal**

材料
オレンジ……小2個
梨……1/2個
レモン……1/2個

作り方
① オレンジ、梨をジューサーに徐々に入れて搾る。
② レモンをスクイーザーで搾り、①のジュースに加えて混ぜる。

アンチエイジングや美肌作りの代名詞ともいえるビタミンC＋代謝アップに役立つクエン酸がたっぷり。このジュースで美しく、元気いっぱいに。とくに女性の強い味方になるジュースです。

※材料の下ごしらえは14、15ページを参照。

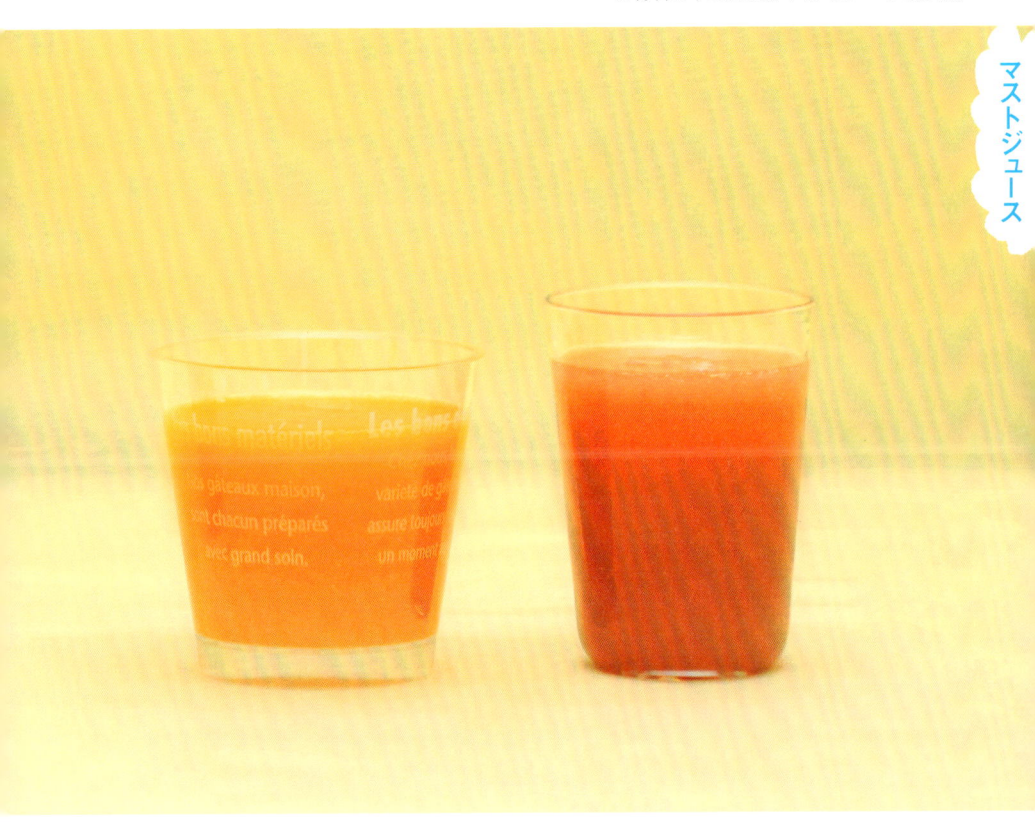

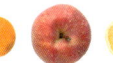

マストジュース

みかんは皮ごと使って栄養まるごと
みかん＆りんご

ビタミンC　カロテン　食物繊維　**188 kcal**

材料
みかん……2個
りんご……1個
レモン……1/2個

作り方
① みかん、りんごをジューサーに徐々に入れて搾る。
② レモンをスクイーザーで搾り、①のジュースに加えて混ぜ合わせる。

甘酸っぱい風味で代謝アップも
グレープフルーツ＆オレンジ＆桃

ビタミンC　カロテン　食物繊維　**143 kcal**

材料
グレープフルーツ（ルビー）……小1個
オレンジ……小1/2個
桃……1/2個

作り方
① グレープフルーツ、オレンジ、桃をジューサーに徐々に入れて搾る。

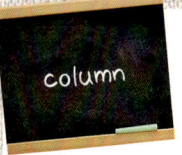

column 生酵素ジュースをおいしく作るコツ

1　旬のものを新鮮なうちにジュースに

　野菜や果物は今では1年中、いつでも手に入るようになりましたが、本来の旬の時期に収穫されたものは味わいがよくて栄養価も高く、価格もお手頃ということなし。

　たとえば夏が旬のトマト。旬の夏に真っ赤に熟したトマトと、冬のトマトのどちらがおいしいかはいうまでもないでしょう。カロテンの含有量も、旬の夏に収穫されたものは冬の倍量含まれているとの研究結果もあります。また、トマトを収穫後、30℃の室温で3日保存した場合、ビタミンCは2割近くも減少するそうです。ぜひ、旬の野菜や果物を新鮮なうちにジュースにしましょう。

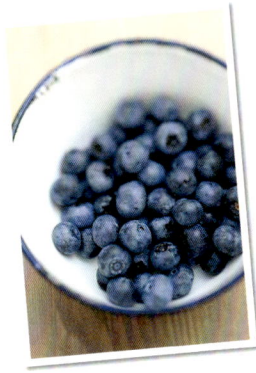

　さらに、季節によって体が欲しがる栄養もあります。冬は乾燥などから風邪のウイルス等に感染しやすい時期です。この感染から身を守るにはのど等の粘膜を強化し、免疫力を上げておくことが必要です。そうした季節による栄養も知って生酵素ジュースで補給しましょう。

主な素材の旬と季節で摂りたい栄養

春

アスパラガス　キャベツ　クレソン　にんじん　ルッコラ
いちご　いよかん　夏みかん　はっさく
肝機能の強化や解毒に役立つ食物繊維、ビタミンC、カロテンを多く含むもの…小松菜、にんじん、パプリカ、トマト、いちご、キウイフルーツ、梨、りんご、レモン、豆乳など（6～8ページ参照）

夏

きゅうり　サニーレタス　しそ　しょうが　すいか　ズッキーニ　冬瓜　とうもろこし　トマト　ゴーヤ　パプリカ　ピーマン　モロヘイヤ
プラム　パイナップル　パパイア　ブルーベリー　マンゴー　メロン　桃　ラズベリー
熱を取るもの…メロン、きゅうり、すいか、マンゴー、梨など

2　味の決め手になるのはこの3つ

　ジュースは素材の組み合わせで味に変化をつけられます。例えば、小松菜だけでは誰にも飲みやすいとはいい難いのですが、果物などをプラスするとさやわかな香りと甘みに変わります。その味の決め手となる素材がりんご、レモン、はちみつ。ジュースの味に変化をつけたいときや、自分が感じる飲みやすさにしたいときには、この3つから選んで使えば上手に調節できます。ただし、量が多くなりすぎると味のバランスがくずれ、カロリーも高くなるので注意しましょう。

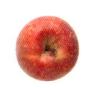

- ●りんご…甘みと酸味のバランスがとれていて、万人好みの味わいに仕上げることができる。いろいろな素材と組み合わせやすい。
- ●レモン…さわやかな酸味と香りで、素材がもつくせをやわらげ、飲みやすい風味に仕上げることができる。
- ●はちみつ…どんな食材とも合わせやすく、手軽に甘みと栄養をつけられる。

3　ジュースに向かないもの

　石臼式低速ジューサーはじわじわ押して搾るので、水分が極端に少ない素材は向きません。また、あくが強いもの、刺激や匂いが強いものも避けたほうがいいでしょう。

- ●水分が少ないもの…かぼちゃ、ごぼうなど
- ●あくが強いもの…なす、ほうれん草など
- ●刺激や匂いが強いもの…にら、ねぎ、玉ねぎ、にんにくなど

通年販売されていたり、輸入されている野菜や果物でも、それぞれに旬があります。ここでは生酵素ジュースの主な素材を中心にその旬や、季節で摂りたい栄養を紹介します。

秋

小松菜　長いも　ビーツ
いちじく　柿　梨　ぶどう　りんご　レモン

栄養価が高いもの、体を養い、免疫力を高めるもの…ぶどう、柿、バナナ、マンゴー、長いも、にんじん、レモンをはじめとした柑橘類、牛乳、ヨーグルト、豆乳など

冬

カリフラワー　春菊　セロリ　チンゲン菜　ブロッコリー　れんこん
キウイフルーツ　みかん

免疫力を上げるもの、体を温めるもの…にんじん、みかんやレモンをはじめとした柑橘類、しょうがなど

recipe

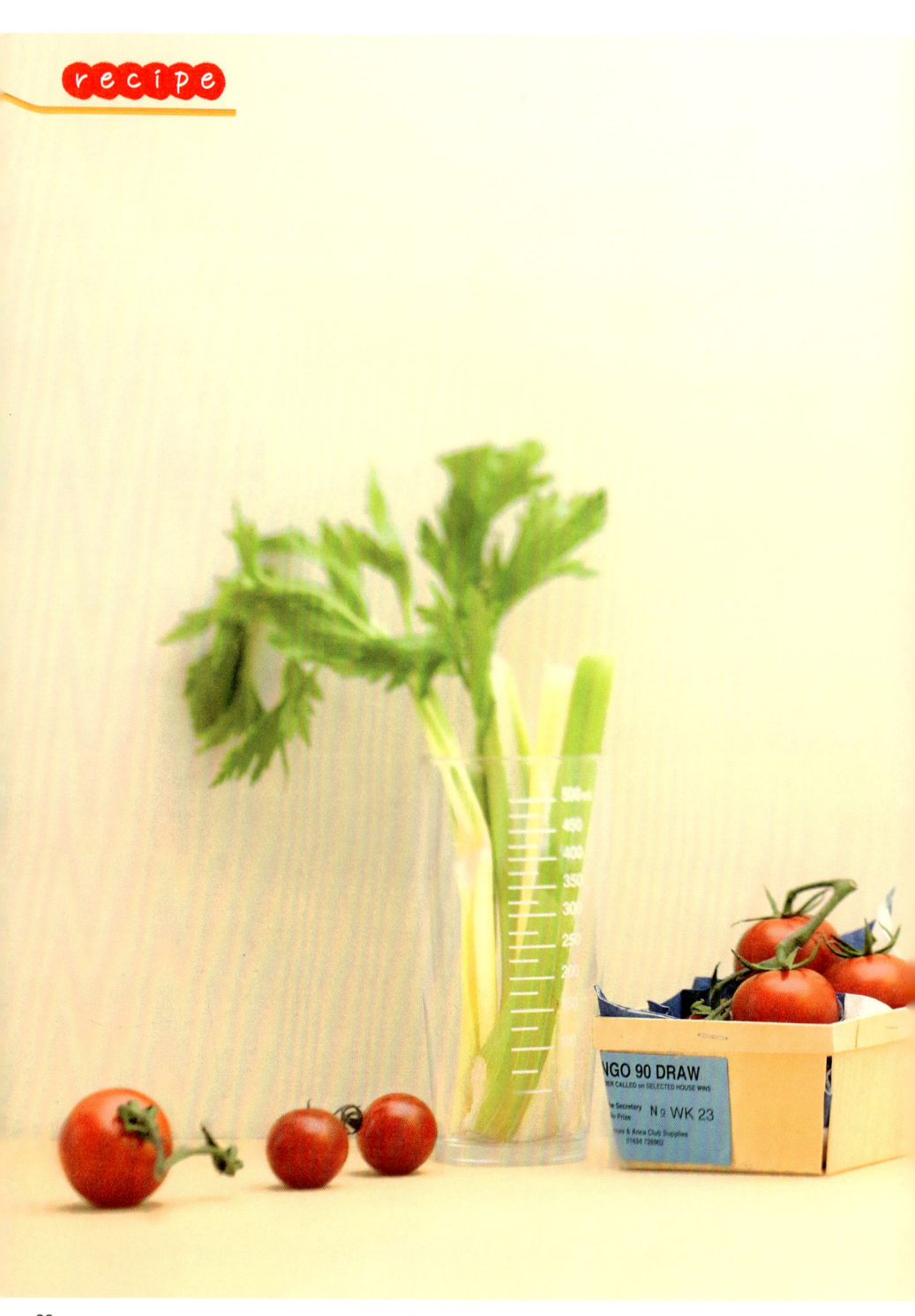

Part 2
太らない、美肌になる！
目的別ジュース

太ったからダイエット、肌があれたからケアする対処療法では、

本当の美しさや健康は手に入りません。

代謝アップで太りにくい体質へ。

免疫力アップで細胞レベルから若々しく。

血の巡りをよくして輝く肌に。

野菜や果物の力を最大限に引き出し、

なりたいボディ、目指す肌に体の内側から

近づける生酵素ジュースをご紹介します。

代謝アップで 自然にダイエット

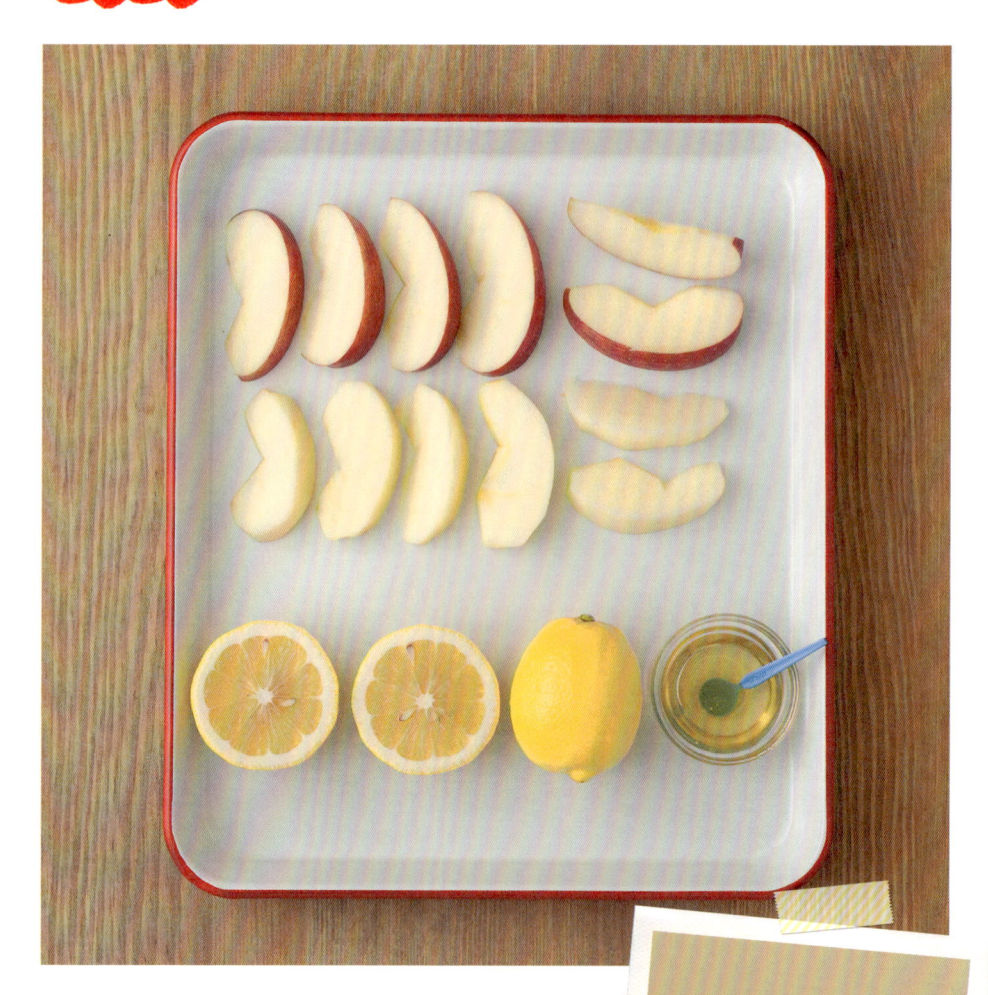

レモン&りんご

`ビタミンC` `食物繊維`

164 kcal

材料
レモン……2個
りんご……1個
はちみつ……大さじ1

※りんごは分量の半分は皮をむき、残りは皮を残すと皮の抗酸化物質も摂取できる。

作り方
❶ りんごをジューサーに徐々に入れて搾る。
❷ レモンをスクイーザーで搾り、はちみつとともに①のジュースに加えて混ぜ合わせる。

代謝パワー豊富な甘酸っぱさ

レモンやグレープフルーツなどの柑橘類に多く含まれるクエン酸を積極的に摂ることで、体の基礎代謝がアップ。太りにくい体質に改善できます。とくに食前の柑橘類の生酵素ジュースが効果的。

※材料の下ごしらえは14、15ページを参照。

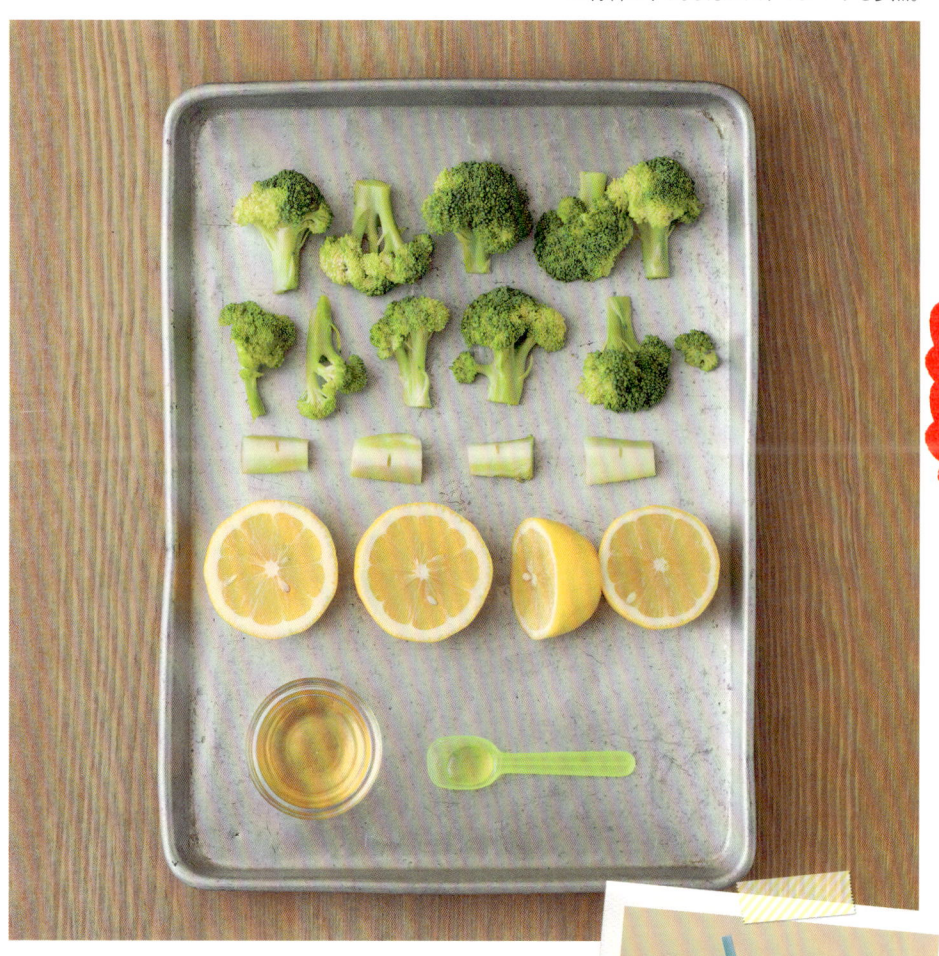

代謝アップ

レモン&ブロッコリー

`ビタミンC` `カロテン` `食物繊維`

146 kcal

材料
レモン……2個
ブロッコリー……100g
はちみつ……大さじ1½
湯……100mℓ

※ブロッコリーのような水分が少ない野菜はジューサーに湯を入れながら搾るのがコツ。

作り方
❶ ブロッコリーと湯を交互にジューサーに入れて搾る。
❷ レモンをスクイーザーで搾り、はちみつとともに①のジュースに加えて混ぜ合わせる。

ブロッコリーが旬の冬にぜひ

代謝アップ

ビタミンCもトマトのリコピンも
レモン&トマト

`ビタミンC` `カロテン` `リコピン`

64kcal

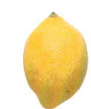

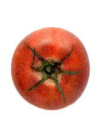

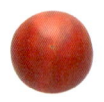

材料
レモン……1個
トマト……2個

作り方
❶トマトをジューサーに徐々に入れて搾る。
❷レモンをスクイーザーで搾り、①のジュースに加えて混ぜる。

飲みやすく便秘予防効果も
レモン&梨

`ビタミンC` `食物繊維`

117kcal

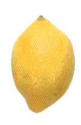

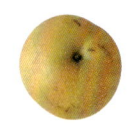

材料
レモン……1個
梨……1個

作り方
❶梨をジューサーに徐々に入れて搾る。
❷レモンをスクイーザーで搾り、①のジュースに加えて混ぜる。

まろやかな風味で繊維もたっぷり
グレープフルーツ&桃

`ビタミンC` `食物繊維`

125kcal

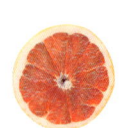

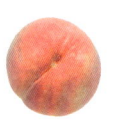

材料
グレープフルーツ（ルビー）……小1/2個
桃……1個

作り方
❶グレープフルーツ、桃をジューサーに徐々に入れて搾る。

※材料の下ごしらえは14、15ページを参照。

すいかで新陳代謝を活発に
グレープフルーツ＆すいか

`ビタミンC` `リコピン` `カロテン`

102kcal

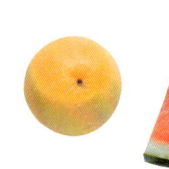

材料
グレープフルーツ（ルビー）……小1個
すいか……100g

作り方
❶グレープフルーツ、すいかをジューサーに徐々に入れて搾る。

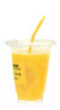

柑橘の酸味と甘みがたっぷりと
みかん＆レモン＆はちみつ

`ビタミンC` `カロテン` `食物繊維`

210kcal

代謝アップ

材料
みかん……3個
レモン……1個
はちみつ……大さじ1

作り方
❶みかんをジューサーに徐々に入れて搾る。
❷レモンをスクイーザーで搾り、はちみつとともに①のジュースに加えて混ぜ合わせる。

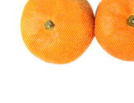

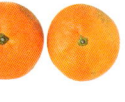

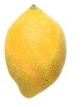

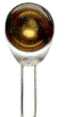

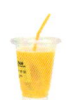

春を告げるスイートなジュース
みかん＆いちご＆レモン

`ビタミンC` `カロテン` `食物繊維`

133kcal

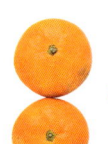

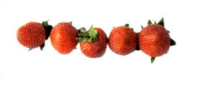

材料
みかん……2個　　いちご……100g
レモン……1個

作り方
❶ジューサーにいちごを入れて搾り、排出口から出る繊維質を別に取る。続けてみかんを徐々に入れて搾る。
❷レモンをスクイーザーで搾り、いちごの繊維質とともに①のジュースに加えて混ぜ合わせる。

食べ過ぎ予防 で 太らない食習慣

朝食にもおすすめ
トマト＆きゅうり＆ヨーグルト

カロテン　リコピン　カルシウム

69kcal

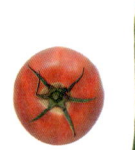

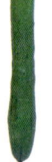

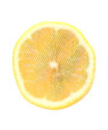

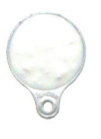

材料
トマト……1個　　きゅうり……1本
レモン……1/2個
低脂肪ヨーグルト……50g

作り方
❶トマト、きゅうりをジューサーに徐々に入れて搾る。
❷レモンをスクイーザーで搾り、ヨーグルトとともに①のジュースに加えて混ぜ合わせる。

飲みやすいグリーンジュース
りんご＆小松菜＆ヨーグルト

クロロフィル　食物繊維　カルシウム

144kcal

材料
りんご……1個
小松菜……50g
低脂肪ヨーグルト……100g

作り方
❶りんご、小松菜をジューサーに徐々に入れて搾る。
❷ヨーグルトを①のジュースに加えて混ぜ合わせる。

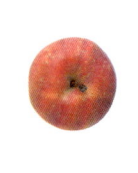

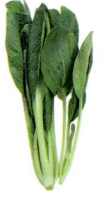

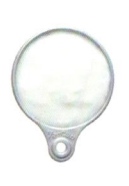

さわやかな味で気分もすっきり
グレープフルーツ＆セロリ＆梨

食物繊維　ビタミンC　カロテン

115kcal

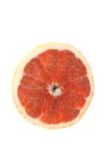

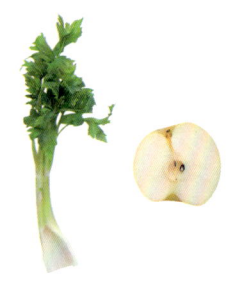

材料
グレープフルーツ（ルビー）……小1/2個
セロリ……1本
梨……1/2個

作り方
❶グレープフルーツ、セロリ、梨をジューサーに徐々に入れて搾る。

過食の原因のほとんどはストレス。ストレス緩和に役立つカルシウムやビタミンC・Bを多く含むジュースを飲むことで食べ過ぎ予防につながり、メタボ解消も期待できそうです。

※材料の下ごしらえは14、15ページを参照。

食物繊維とビタミンBがたっぷり
いちじく&豆乳

食物繊維　カルシウム

138kcal

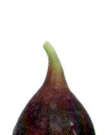

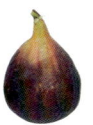

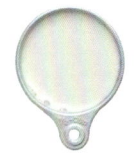

材料
いちじく……2個
豆乳……100ml

作り方
❶ いちじくをジューサーに徐々に入れて搾る。
❷ 豆乳、排出口の繊維質を①のジュースに加えて混ぜ合わせる。

食べ過ぎ予防

豊富な食物繊維で食べ過ぎ予防
キャベツ&パイナップル

食物繊維　カロテン　カルシウム

153kcal

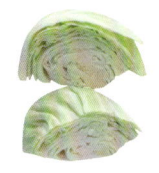

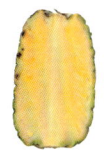

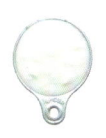

材料
キャベツ……200g
パイナップル……小1/4個
低脂肪ヨーグルト……50g

作り方
❶ キャベツ、パイナップルをジューサーに徐々に入れて搾る。
❷ ヨーグルトを①のジュースに加えて混ぜ合わせる。

---

food memo

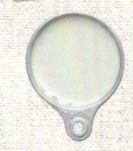

豆乳

苦みもマイルドに。脂肪少なめで女性にうれしい栄養がいっぱい。

大豆を原料とする豆乳には良質なたんぱく質や、ストレス緩和に役立つカルシウム、マグネシウムが含まれています。脂肪分は牛乳より少なく、脂質は植物性のレシチンで、血中のコレステロールを減らす働きがあります。また、女性ホルモンに似た働きをもつ大豆イソフラボンを含んでいるのも特徴で、活性酸素や中性脂肪の抑制、骨粗鬆症の予防効果が期待できます。口あたりもよく、苦みの強い野菜や果物も豆乳と合わせるとマイルドな風味に。

腸内環境改善 で 毎日すっきり

食物繊維と乳酸菌を手軽に
りんご＆セロリ＆ヨーグルト

食物繊維　カルシウム

148kcal

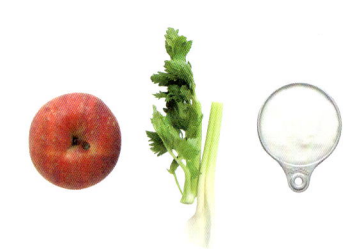

材料
りんご……1個
セロリ……1/2本
低脂肪ヨーグルト……100g

作り方
❶ りんご、セロリをジューサーに徐々に入れて搾る。
❷ ヨーグルトを①のジュースに加えて混ぜ合わせる。

腸によいカクテルみたいなジュース
プラム＆甘酒

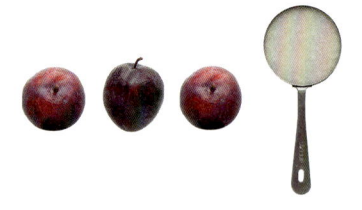

食物繊維

206kcal

材料
プラム（生）……3個
甘酒……100mℓ

作り方
❶ プラムをジューサーに入れて搾る。
❷ 甘酒、排出口の繊維質を①のジュースに加えて混ぜ合わせる。

---

food memo

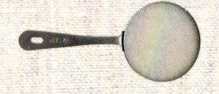

甘酒

**栄養豊富な伝統の甘味飲料。
腸の善玉菌も増やします。**

塩麹などと同じく、麹から作られた食品。腸内の善玉菌のえさになるオリゴ糖や食物繊維を含み、腸内環境の改善に役立ちます。疲労回復に役立つビタミンB群やアミノ酸、ブドウ糖も豊富で、昔は夏バテ解消の飲み物として用いられたほど。また、メラニン色素を抑制する麹酸により美肌効果が期待できるほか、糖の吸収や血圧の上昇を抑えたり、骨粗鬆症の予防に役立つ物質も含有。健康維持にもっと活用したい食品です。

腸内環境が悪玉菌優勢に傾くと免疫力が低下、便秘や肌あれも。生酵素ジュースで野菜や果物の水溶性食物繊維を摂るとともに、善玉菌を増やすヨーグルトや甘酒もジュースに利用しましょう。

※材料の下ごしらえは14、15ページを参照。

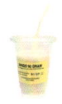

豊富な食物繊維で体が喜ぶ
いちじく&すいか

食物繊維　ビタミンC　リコピン

118kcal

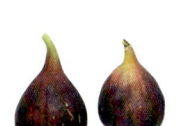

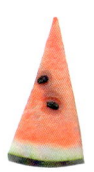

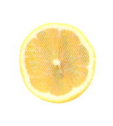

材料
いちじく……2個　　すいか……100g
レモン……1/2個

作り方
1. いちじくをジューサーに入れて搾り、排出口から出る繊維質を別に取る。続けてすいかを徐々に入れて搾る。
2. レモンをスクイーザーで搾り、いちじくの繊維質とともに①のジュースに加えて混ぜ合わせる。

だるさや疲労の解消にも
パイナップル&きゅうり&甘酒

食物繊維　カロテン　ビタミンC

179kcal

材料
パイナップル……小1/4個
きゅうり……1本
甘酒……100mℓ

作り方
1. パイナップル、きゅうりをジューサーに徐々に入れて搾る。
2. 甘酒を①のジュースに加えて混ぜ合わせる。

デザート感覚で楽しめる
りんご&みかん&甘酒

カロテン　食物繊維　ビタミンC

219kcal

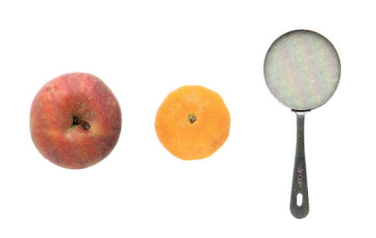

材料
りんご……1個
みかん……1個
甘酒……100mℓ

作り方
1. りんご、みかんをジューサーに徐々に入れて搾る。
2. 甘酒を①のジュースに加えて混ぜ合わせる。

腸内環境改善

胃腸をいたわる 夜食ジュース

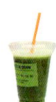

緑のパワーで明日に備える
小松菜&りんご

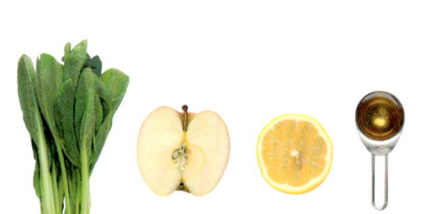

クロロフィル　ビタミンC　食物繊維

126 kcal

材料
小松菜……100g　　りんご……1/2個
レモン……1/2個　　はちみつ……大さじ1

作り方
❶ 小松菜、りんごをジューサーに徐々に入れて搾る。
❷ レモンをスクイーザーで搾り、はちみつとともに①のジュースに加えて混ぜる。

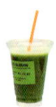

消化酵素の力で胃腸にやさしい
長いも&ブロッコリー

食物繊維　カロテン　ビタミンC

193 kcal

材料
長いも……150g　　ブロッコリー……100g
レモン……1個　　はちみつ……大さじ1
湯……50ml

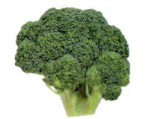

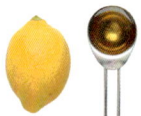

作り方
❶ ジューサーに長いもを入れて搾り、排出口から出る繊維質を別に取る。続けてブロッコリーと湯を交互に入れて搾る。
❷ レモンをスクイーザーで搾り、はちみつ、長いもの繊維質とともに①のジュースに加えて混ぜ合わせる。

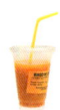

キャベツのパワーで胃を保護
キャベツ&にんじん&りんご

カロテン　食物繊維　ビタミンC

209 kcal

材料
キャベツ……100g　　にんじん……大1本
りんご……1/2個　　レモン……1/2個
はちみつ……大さじ1

作り方
❶ キャベツ、にんじん、りんごをジューサーに徐々に入れて搾る。
❷ レモンをスクイーザーで搾り、はちみつとともに①のジュースに加えて混ぜ合わせる。

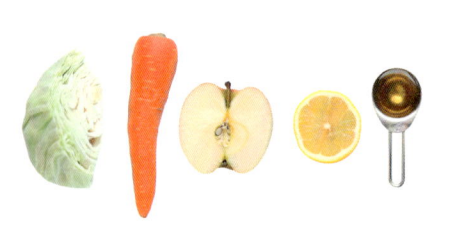

夜遅くの食事や夜中にお腹がすいて眠れないときにおすすめのジュースです。胃腸に負担がかからないように糖分の少ない果実や青菜、胃腸をいたわるキャベツや長いもなどを使いましょう。

※材料の下ごしらえは14、15ページを参照。

疲れをいやすコーンをたっぷり
トマト&とうもろこし

カロテン　リコピン　ビタミンC

202 kcal

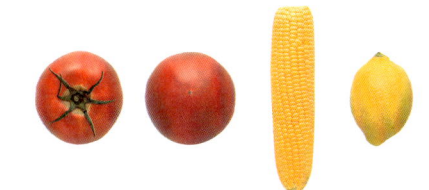

材料
トマト……2個　　　とうもろこし（生）……1本
レモン……1個　　　塩、こしょう……各少々

作り方
❶ トマト、とうもろこしをジューサーに徐々に入れて搾る。
❷ レモンをスクイーザーで搾り、塩、こしょうとともに①のジュースに加えて混ぜる。

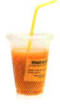

果物と野菜の甘みで満足感
にんじん&みかん&りんご

カロテン　ビタミンC　食物繊維

164 kcal

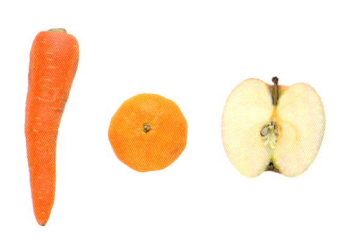

材料
にんじん……大1本
みかん……1個
りんご……1/2個

作り方
❶ にんじん、みかん、りんごをジューサーに徐々に入れて搾る。

胃腸をいたわる

---

healthy memo

夜遅くはNGの食材

脂肪と糖分を多く含む食材は×。青菜や柑橘系果実のジュースを。

夜遅くの食事は、胃腸が本来は休む時間を返上して消化のために働くことになります。消化のよいものを選び、負担を軽くすることで朝の目覚めもよくなります。脂肪は動物性、植物性を問わず、就寝直前の摂取はNG。糖分も控えめに。就寝直前や夜遅くにジュースを飲むなら、レモンやグレープフルーツなど甘みの少ない柑橘系果実や、糖分の少ない青菜のジュースがおすすめ。安眠のために乳製品を摂る場合も無脂肪か低脂肪を選びましょう。

column

薬膳がもっとわかるお話

どのタイプ？ 体質チェック

気虚体質

- [ ] 疲れやすく、すぐ横になる
- [ ] 風邪をひきやすい
- [ ] 下痢をしやすい
- [ ] 顔につやがない
- [ ] ぽっちゃり体型

「気」の量が不足して、体力が落ちています。気は食べ物が胃腸で消化吸収されて作られます。気虚体質は胃腸が弱いため、気が作りにくい状態にあります。

おすすめのジュース

「疲れを感じたら」のジュース（P80、81参照）、長いもを使ったジュース

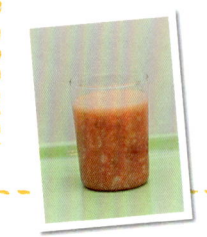

血虚体質

- [ ] 動悸が起こりやすい
- [ ] 不安
- [ ] 寝つきが悪い
- [ ] 目が疲れやすい
- [ ] 髪や肌がぱさつく
- [ ] やせ型

体のさまざまな部位に栄養を行き渡らせる「血」の量が不足して、栄養不足ぎみになっています。肌あれなどのほか精神的にも不安定な状態になります。

おすすめのジュース

「貧血ぎみのときに」のジュース（P78、79参照）

瘀血体質

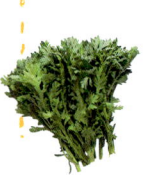

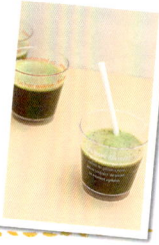

- [ ] 顔色が悪い
- [ ] 手足が冷える
- [ ] 生理痛がひどい
- [ ] 首や肩が凝りやすい
- [ ] 慢性的な痛みや持病がある

「血」の巡りが悪くなったり、汚れがたまって滞っています。ストレスや冷え、更年期のホルモンバランスなどの乱れから起こりやすくなります。

おすすめのジュース

「肩凝りの緩和に」のジュース（P96、97参照）、にんじん、トマト、ピーマン、セロリ、メロン、レモン、グレープフルーツ、いちごなどを使ったジュース

薬膳の知恵を上手に取り入れるためには、自分の体質を知り、その体質に合った食材を選ぶことです。手足が冷えやすい、ぽっちゃり型など、体の気になる点や体型などから、自分がどんな体質かをチェックできます。あてはまる数が多いところがあなたのタイプです（体質は重複することがあります）。

※ジュースは110、111ページの素材別索引から検索してください。

陰虚体質

- [ ] のどが渇く
- [ ] のぼせやすい
- [ ] 手足がほてる
- [ ] 便秘がち
- [ ] よく眠れない
- [ ] やせ型

体に潤いをもたらす「陰」の気が足りず、体内の「津（水）」が不足しています。陰の気は年齢とともに減少します。乾燥に弱く、肌が乾いたりせきが出がち。

おすすめのジュース

「更年期症が気になる」のジュース（P76、77）、涼性、寒性のきゅうり、セロリ、りんご、梨、ゴーヤ、れんこん、すいかなどを使ったジュース

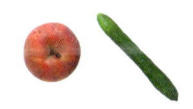

陽虚体質

- [ ] 寒さに弱い
- [ ] トイレが近い
- [ ] 朝に弱い
- [ ] 顔色が青白い
- [ ] 手足が冷たい
- [ ] きゃしゃな体型

体を温める「陽」の気が不足しています。冷えやすく、腰や関節が痛んだり、体がむくんだりします。また、やる気が出にくく、声に力もありません。

おすすめのジュース

「冷えでつらいときに」のジュース（P88、89参照）

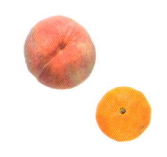

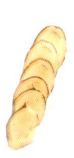

陽熱体質

- [ ] 暑がり
- [ ] 顔が赤い
- [ ] 怒りっぽい
- [ ] 冷水を好む
- [ ] 血圧が高め
- [ ] がっちり体型

体に熱がこもっています。ストレスや飲酒、脂っこい食事の摂り過ぎから起こります。そのままでは胃腸炎、脳卒中、心筋梗塞などを起こすおそれも。

おすすめのジュース

「食べ過ぎ予防で太らない食習慣」のジュース（P34、35）、小松菜、春菊などを使ったジュース、涼性、寒性のきゅうり、セロリ、りんご、梨、ゴーヤ、れんこん、すいか、バナナなどを使ったジュース

免疫力アップ でがんなどを予防

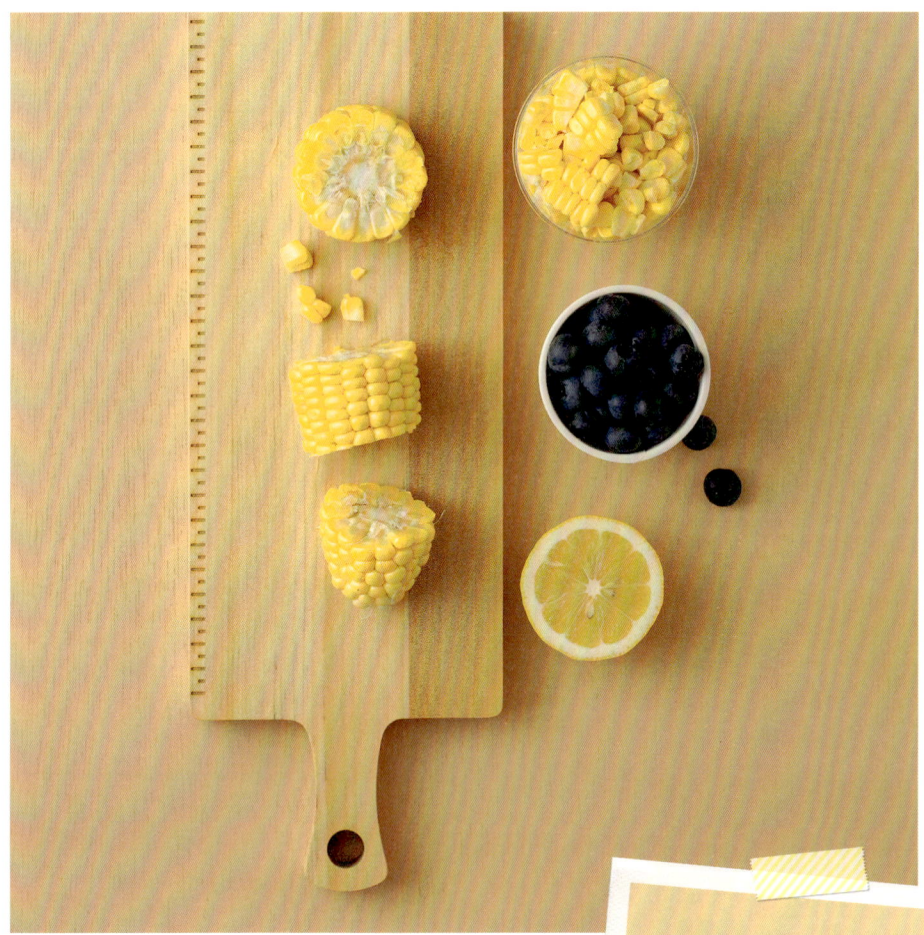

ブルーベリー&とうもろこし

`アントシアニン` `食物繊維` `ビタミンC`　**191**kcal

材料
ブルーベリー……100g
とうもろこし（生）……1本
レモン……1/2個

※とうもろこしは生のまま、包丁で実をそぎ切り、ほぐしてジューサーに。

作り方
❶ ジューサーにブルーベリーを入れて搾り、排出口から出る繊維質を別に取る。続けてとうもろこしを徐々に入れて搾る。
❷ レモンをスクイーザーで搾り、ブルーベリーの繊維質とともに①のジュースに加えて混ぜ合わせる。

どちらにも抗酸化作用が豊富

野菜や果物はカロテン、リコピン、ビタミンCをはじめ、味や色、香りの成分にいたるまで強い抗酸化作用をもっています。これらを摂取すると免疫力が高まり、病気や老化予防に役立ちます。

※材料の下ごしらえは14、15ページを参照。

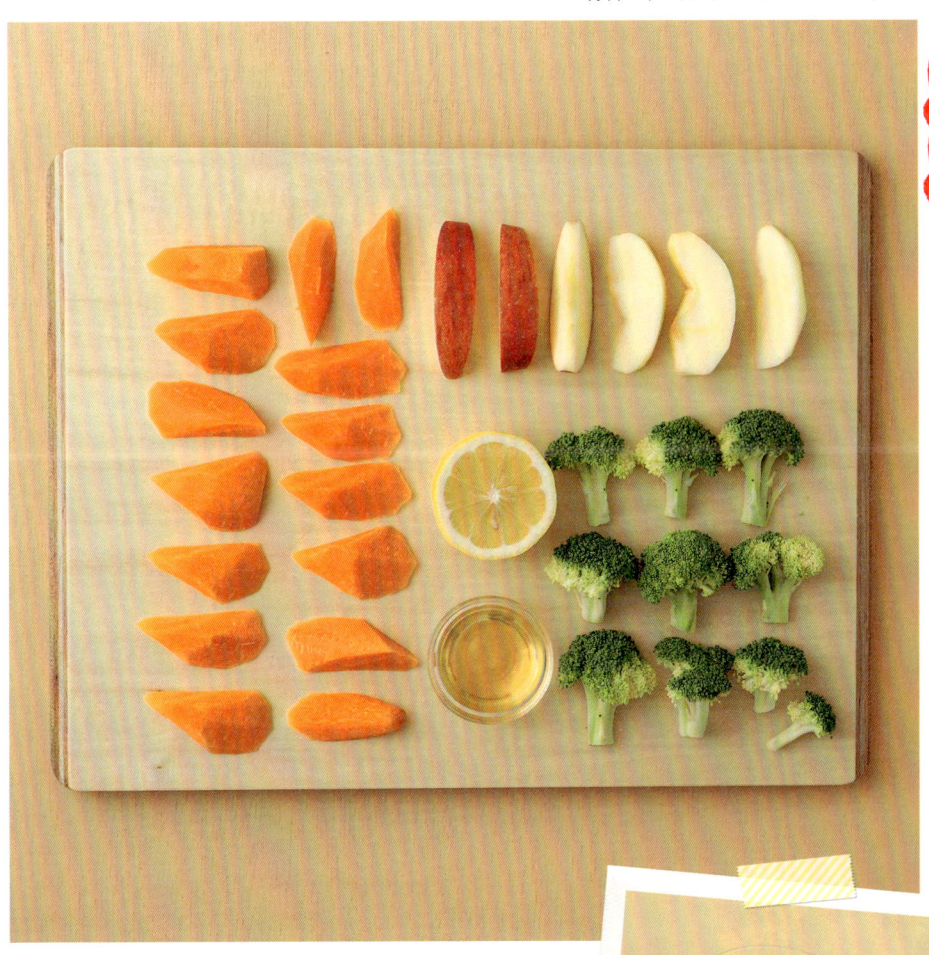

免疫力アップ

にんじん&ブロッコリー&りんご

カロテン　食物繊維　ビタミンC　**219**kcal

材料
にんじん……大1本
ブロッコリー……100g
りんご……1/2個
レモン……1/2個
はちみつ……大さじ1

※にんじんは細めの乱切りに。

作り方
❶ にんじん、ブロッコリー、りんごを交互にジューサーに入れて搾る。
❷ レモンをスクイーザーで搾り、はちみつとともに①のジュースに加えて混ぜ合わせる。

緑黄色野菜の栄養がそのまま

免疫力アップ

アントシアニンで目も健康に
ブルーベリー&いちご

`アントシアニン` `ビタミンC` `食物繊維`

147kcal

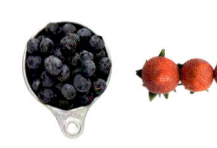

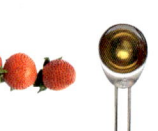

材料
ブルーベリー……100g
いちご……100g
はちみつ……大さじ1

作り方
❶ ブルーベリー、いちごをジューサーに入れて搾る。
❷ はちみつ、排出口の繊維質を①のジュースに加えて混ぜ合わせる。

パイナップルも免疫力アップに貢献
ぶどう&パイナップル

`アントシアニン` `ビタミンC` `食物繊維`

138kcal

材料
ぶどう(黒色系)……100g
パイナップル……小1/4個
レモン……1/2個

作り方
❶ ぶどう、パイナップルをジューサーに徐々に入れて搾る。
❷ レモンをスクイーザーで搾り、①のジュースに加えて混ぜる。

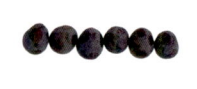

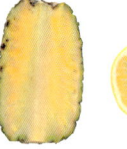

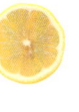

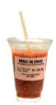

強力抗酸化パワーで細胞から元気に
パプリカ&マンゴー&レモン

`ビタミンC` `カロテン` `食物繊維`

194kcal

材料
パプリカ(赤)……1個　　マンゴー……小1個
レモン……1個

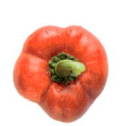

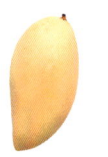

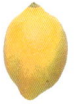

作り方
❶ マンゴーをジューサーに入れて搾り、排出口から出る繊維質を別に取る。続けてパプリカを入れて搾る。
❷ レモンをスクイーザーで搾り、マンゴーの繊維質とともに①のジュースに加えて混ぜ合わせる。

※材料の下ごしらえは14、15ページを参照。

やさしい味で抗酸化作用を発揮
ぶどう＆桃＆レモン

アントシアニン　食物繊維　ビタミンC

143kcal

材料
ぶどう（黒色系）……100g
桃……1個
レモン……1個

作り方
❶ ぶどう、桃をジューサーに徐々に入れて搾る。
❷ レモンをスクイーザーで搾り、①のジュースに加えて混ぜる。

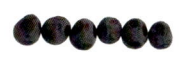

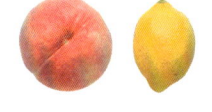

意外なおいしさで栄養もアップ
トマト＆ブルーベリー

リコピン　アントシアニン　ビタミンC

149kcal

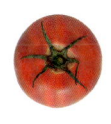

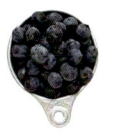

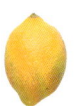

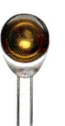

免疫力アップ

材料
トマト……1個　　　ブルーベリー……100g
レモン……1個　　　はちみつ……大さじ1

作り方
❶ ブルーベリーをジューサーに入れて搾り、排出口から出る繊維質を別に取る。続けてトマトを入れて搾る。
❷ レモンをスクイーザーで搾り、はちみつ、ブルーベリーの繊維質とともに①のジュースに加えてよく混ぜ合わせる。

---

healthy memo

皮の栄養

アンチエイジングに有効な色や風味成分、フィトケミカルが豊富に。

植物はその皮に、強い陽射しなどさまざまなダメージから身を守るための化学物質を持っています。色素や辛み、香りなどのフィトケミカルと呼ばれる成分です。抗酸化作用が強く、老化抑制やがんなどの生活習慣病予防に有効とされます。皮が柔らかで有効な成分を豊富に含んでいるものは、農薬などを洗い落とすことを前提に、皮ごとジュースに利用します。防かび剤が塗られているものは完全な除去ができないので、皮の使用は避けたほうがいいでしょう。

脳の活性化 で いつまでも若々しく

ジュースの定番で脳が元気に
いちご&ミルク

ビタミンC　カルシウム

113kcal

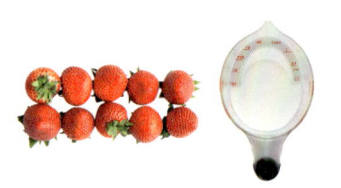

材料
いちご……200g
低脂肪牛乳……100ml

作り方
① いちごをジューサーに入れて搾る。
② 牛乳、排出口の繊維質を①のジュースに加えて混ぜ合わせる。

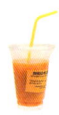

トリプトファンが脳に効く
柿&ブロッコリー

カロテン　食物繊維　ビタミンC

215kcal

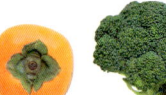

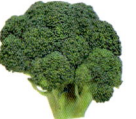

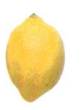

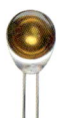

材料
柿……1個　　　　ブロッコリー……100g
レモン……1個　　はちみつ……大さじ1
湯……100ml

作り方
① 柿、ブロッコリー、湯を交互にジューサーに入れて搾る。
② レモンをスクイーザーで搾り、はちみつとともに①のジュースに加えて混ぜ合わせる。

キウイのトリプトファンではつらつと
キウイ&りんご

ビタミンC　食物繊維

213kcal

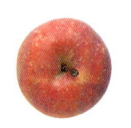

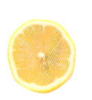

材料
キウイフルーツ……2個
りんご……1個
レモン……1/2個

作り方
① キウイフルーツ、りんごをジューサーに徐々に入れて搾る。
② レモンをスクイーザーで搾り、①のジュースに加えて混ぜる。

はつらつと毎日を過ごすためには、脳内のセロトニンを増やすことが大切。原料となるトリプトファンが多く含まれるいちご、キウイ、バナナ、柿等や大豆製品、牛乳等を積極的に摂りましょう。

※材料の下ごしらえは14、15ページを参照。

柿と豆乳の脳によいジュース
柿＆豆乳

カルシウム　カロテン

234 kcal

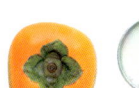

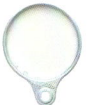

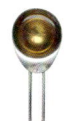

材料
柿……大1個
豆乳……200㎖
はちみつ……大さじ1/2

作り方
❶ 柿をジューサーに徐々に入れて搾る。
❷ 豆乳、はちみつを①のジュースに加えて混ぜ合わせる。

バナナ＋大豆でトリプトファン摂取
バナナ＆豆乳＆きな粉

カルシウム　食物繊維

178 kcal

材料
バナナ……1本
豆乳……200㎖
きな粉……大さじ1　※きな粉は湯少々で溶く。

作り方
❶ バナナをジューサーに入れて搾る。
❷ 豆乳、湯で溶いたきな粉、排出口の繊維質を①のジュースに加えて混ぜ合わせる。

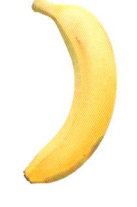

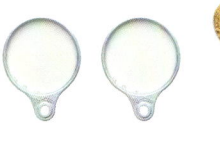

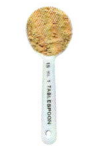

脳の活性化

---

healthy memo

トリプトファン

おすすめは大豆製品。
カルシウム等が吸収を高めます。

セロトニンの原料となるトリプトファンは私たちの身体に必要なアミノ酸の1つで、体内で合成できないために食事で摂らなくてはなりません。おすすめは脳内に入りやすい大豆製品のトリプトファン。豆乳やきな粉、ゆで大豆、豆腐、納豆などに含まれます。ほかにも乳製品、ナッツ類、ごま、海藻、きのこなどに多く含まれています。ビタミンB₆や炭水化物、カルシウム等が吸収を高めます。またよく噛み、運動や日光浴をすることも脳の活性化につながります。

生活習慣病予防 で 元気に長生き

メロンのカリウムが高血圧を予防
にんじん&メロン&りんご

カロテン　食物繊維　ビタミンC

209kcal

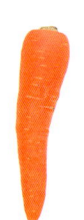

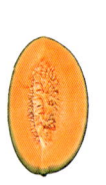

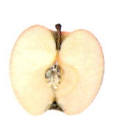

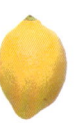

材料
にんじん……大1本　　メロン(赤肉系)……1/4個
りんご……1/2個　　　レモン……1個

作り方
1. にんじん、メロン、りんごをジューサーに徐々に入れて搾る。
2. レモンをスクイーザーで搾り、①のジュースに加えて混ぜる。

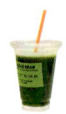

食物繊維が豊富な春菊を使って
りんご&春菊&レモン

カロテン　クロロフィル　食物繊維

110kcal

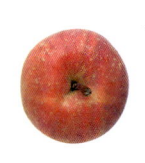

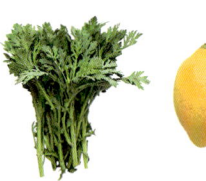

材料
りんご……1個
春菊……50g
レモン……1個

作り方
1. りんご、春菊をジューサーに徐々に入れて搾る。
2. レモンをスクイーザーで搾り、①のジュースに加えて混ぜる。

豊富なカロテンが解毒効果をアップ
小松菜&にんじん&豆乳

カロテン　ビタミンC　カルシウム

167kcal

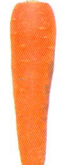

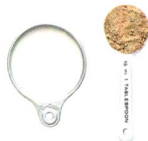

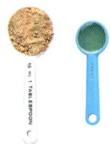

材料
小松菜……100g　　　にんじん……小1本
豆乳……100ml　　　きな粉……大さじ1
グリーンナッツオイル……小さじ1
※きな粉は湯少々で溶く。

作り方
1. 小松菜、にんじんをジューサーに徐々に入れて搾る。
2. 豆乳、溶いたきな粉、グリーンナッツオイルを①のジュースに加えて混ぜ合わせる。

食物繊維が豊富でカリウムが多いメロン、りんご、春菊、桃などの摂取が中性脂肪、コレステロール、ナトリウム、糖質の吸収を阻害。肥満や糖尿病、高血圧などの生活習慣病を予防します。

※材料の下ごしらえは14、15ページを参照。

おなかもむくみもすっきり
桃＆冬瓜

食物繊維　ビタミンC

110 kcal

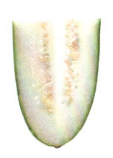

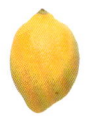

材料
桃……1個
冬瓜……150g
レモン……1個

作り方
① 桃、冬瓜をジューサーに徐々に入れて搾る。
② レモンをスクイーザーで搾り、①のジュースに加えて混ぜる。

高血圧予防におすすめのコンビ
冬瓜＆トマト

リコピン　食物繊維　ビタミンC

53 kcal

材料
冬瓜……150g　　トマト……1個
レモン……1個　　こしょう……少々

作り方
① 冬瓜、トマトをジューサーに徐々に入れて搾る。
② レモンをスクイーザーで搾り、①のジュースに加えて混ぜ、こしょうをふる。

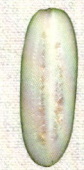

生活習慣病予防

---

food memo

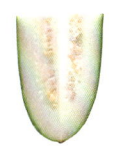

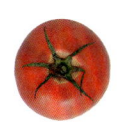

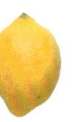

冬瓜

**カリウムが高血圧やむくみを予防。
低エネルギーで美容食にもおすすめ。**

夏の野菜ですが、冬まで保存できることからこの名で呼ばれるようになったとか。ナトリウムを体外に排出するカリウムが多いので、高血圧の予防に役立ちます。薬膳では利尿作用が高いことからむくみの解消に、また体を冷やす性質があるとしてのぼせの緩和にも用いられます。水分が多いことから口の渇きをいやすともされ、体内の水分調整役として重宝に使われます。ビタミンCも豊富で低エネルギー。美容食としてもぴったりです。

膝、腰フォロー で 軽やかに

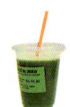

カルシウム補給の決めて
小松菜＆りんご＆牛乳

クロロフィル　食物繊維　カルシウム

98 kcal

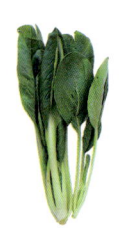

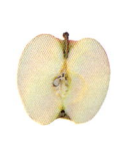

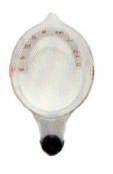

材料
小松菜……50g
りんご……1/2個
低脂肪牛乳……100ml

作り方
❶ 小松菜、りんごをジューサーに徐々に入れて搾る。
❷ 牛乳を①のジュースに加えて混ぜ合わせる。

骨力アップの朝食ジュース
いちご＆ヨーグルト

ビタミンC　カルシウム

144 kcal

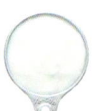

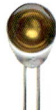

材料
いちご……100g
低脂肪ヨーグルト……100g
はちみつ……大さじ1

作り方
❶ いちごをジューサーに入れて搾る。
❷ ヨーグルト、はちみつ、排出口の繊維質を①のジュースに加えて混ぜ合わせる。

---

food memo

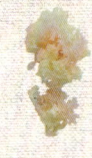

白キクラゲ

ビタミンDや潤いの補給に。
戻してゆでてからジューサーに。

きのこの一種で、カルシウムの体への吸収を助けるビタミンDを多く含みます。薬膳では体を潤す効果があるとされ、乾燥による肌あれやせきの改善に用いられます。ジュースにするときは洗って汚れを落としてから水に20～30分浸して戻し、2～3分ゆでてから使います。空気に触れると酸化するので使う分だけ戻しましょう。

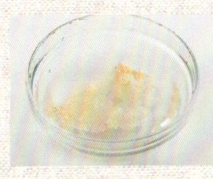

骨や筋力の強化が欠かせません。牛乳やヨーグルトなどでカルシウムの積極的な摂取を心がけるとともに、その吸収・沈着を助けるビタミンC・Dもいっしょに摂りましょう。

※材料の下ごしらえは14、15ページを参照。

オレンジがカルシウムの吸収を促進
オレンジ＆小松菜＆ヨーグルト

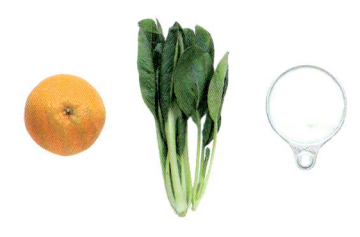

クロロフィル　カロテン　カルシウム

93kcal

材料
オレンジ……小1個
小松菜……50g
低脂肪ヨーグルト……100g

作り方
❶ オレンジ、小松菜をジューサーに徐々に入れて搾る。
❷ ヨーグルトを①のジュースに加えて混ぜ合わせる。

キクラゲでビタミンDを摂取
マンゴー＆かぼす＆白キクラゲ

カロテン　食物繊維　ビタミンC

170kcal

膝、腰フォロー

材料
マンゴー……小1個　　かぼす……2個
白キクラゲ（乾燥）……5g
※白キクラゲは水に浸して戻し、ゆでる。

作り方
❶ マンゴー、白キクラゲをジューサーに入れて搾り、排出口から出る繊維質を別に取る。続けてかぼすを入れて搾る。
❷ マンゴー、白キクラゲの繊維質を①のジュースに加えて混ぜ合わせる。

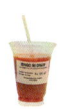

パプリカがカルシウムを保護
パプリカ＆ミルク

カロテン　カルシウム　ビタミンC

165kcal

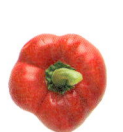

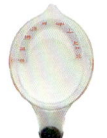

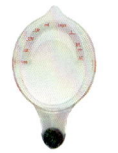

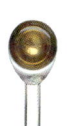

材料
パプリカ（赤）……1個
低脂肪牛乳……200ml
はちみつ……大さじ1/2

作り方
❶ パプリカをジューサーに徐々に入れて搾る。
❷ 牛乳とはちみつを①のジュースに加えて混ぜ合わせる。

基礎力アップ で 老けないカラダに

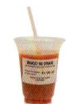

スープ代わりになるガスパチョ風
パプリカ&トマト&グリーンナッツオイル

`カロテン` `リコピン` `ビタミンC`

105 kcal

材料
パプリカ（赤）……1個　　トマト……1個
グリーンナッツオイル……小さじ1
塩、こしょう……各少々

作り方
❶ パプリカ、トマトをジューサーに徐々に入れて搾る。
❷ グリーンナッツオイル、塩、こしょうを①のジュースに加えて混ぜ合わせる。

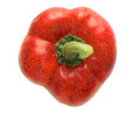

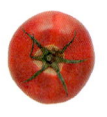

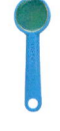

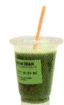

緑の野菜をオレンジで飲みやすく
ブロッコリー&オレンジ&りんご

`カロテン` `クロロフィル` `ビタミンC`

119 kcal

材料
ブロッコリー……100g
オレンジ……小1個
りんご……1/2個

作り方
❶ ブロッコリー、オレンジ、りんごをジューサーに交互に入れて搾る。

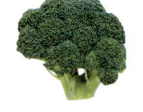

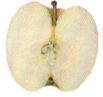

クリーミーでほんのり甘い
グレープフルーツ&アボカド

`ビタミンC` `カロテン`

207 kcal

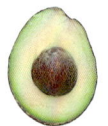

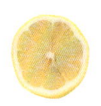

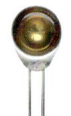

材料
グレープフルーツ（ルビー）……小1/2個
アボカド……1/2個　　レモン……1/2個
はちみつ……大さじ1/2

作り方
❶ アボカドをジューサーに入れて搾り、排出口から出る繊維質を別に取る。続けてグレープフルーツを搾る。
❷ レモンをスクイーザーで搾り、はちみつ、アボカドの繊維質とともに①のジュースに加えて混ぜ合わせる。

身体の老化は肝臓の働きと大きくかかわっています。肝機能が低下すると解毒機能も低下、毒素が体内に蓄積され、老化が促進します。カロテン、ビタミンCを含む野菜や果物で肝機能を強化しましょう。

※材料の下ごしらえは14、15ページを参照。

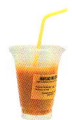

カロテンのパワーでリフレッシュ
にんじん&パプリカ&レモン

カロテン　リコピン　ビタミンC

202kcal

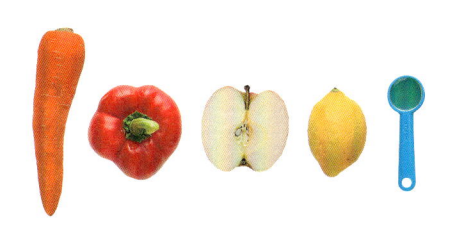

材料
にんじん……大1本　　パプリカ（赤）……1個
りんご……1/2個　　レモン……1個
グリーンナッツオイル……小さじ1

作り方
❶ にんじん、パプリカ、りんごをジューサーに徐々に入れて搾る。
❷ レモンをスクイーザーで搾り、グリーンナッツオイルとともに①のジュースに加えて混ぜ合わせる。

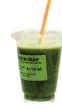

食物繊維とビタミンCの補給にもいい
ブロッコリー&セロリ&レモン

カロテン　食物繊維　ビタミンC

144kcal

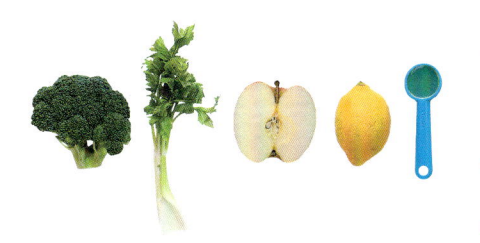

材料
ブロッコリー……100g　セロリ……1本
りんご……1/2個　　レモン……1個
グリーンナッツオイル……小さじ1

作り方
❶ ブロッコリー、セロリ、りんごをジューサーに交互に入れて搾る。
❷ レモンをスクイーザーで搾り、グリーンナッツオイルとともに①のジュースに加えて混ぜ合わせる。

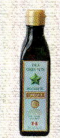

基礎力アップ

---

food memo

グリーンナッツオイル

加熱しても酸化しにくいオイル。血管を若々しく保って老化を抑制。

ブラジル・アマゾン原産のグリーンナッツから採れるオイル。血中コレステロール減少などの作用がある不飽和脂肪酸に分類されますが、血管を柔軟に保ち、血管系の病気や心臓発作、糖尿病等を予防するω-3が豊富に含まれていることから注目されています。また、抗酸化作用のあるビタミンEを50%も含み、ω-3のオイルでありながら加熱しても酸化しにくいことも大きな特長。調理に利用でき、コレステロールの酸化が防げます。

シミのない肌 を作る

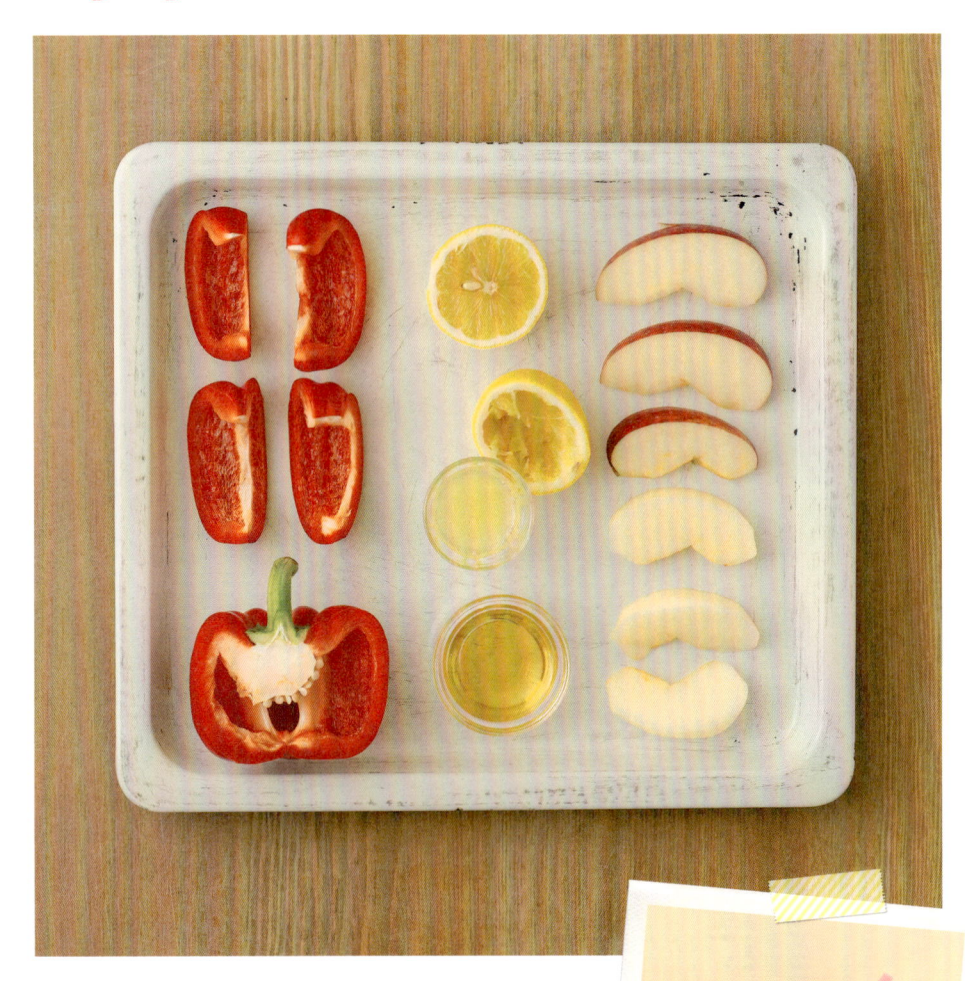

パプリカ&りんご&レモン

`カロテン` `ビタミンC`

159kcal

材料
パプリカ（赤）……1個
りんご……1/2個
レモン……1個
はちみつ……大さじ1

※野菜、果物は細長く切るとジューサーの投入口に入れやすい。

作り方
❶ パプリカ、りんごをジューサーに徐々に入れて搾る。
❷ レモンをスクイーザーで搾り、はちみつとともに①のジュースに加えて混ぜ合わせる。

美肌野菜のパプリカでキレイに

美肌作りにはビタミンCと、カロテンやリコピンを含むプロビタミンAがたっぷり入ったジュースが必須。薬膳の血の巡りをよくするチンゲン菜やれんこんのジュースもシミの予防に役立ちます。

※材料の下ごしらえは14、15ページを参照。

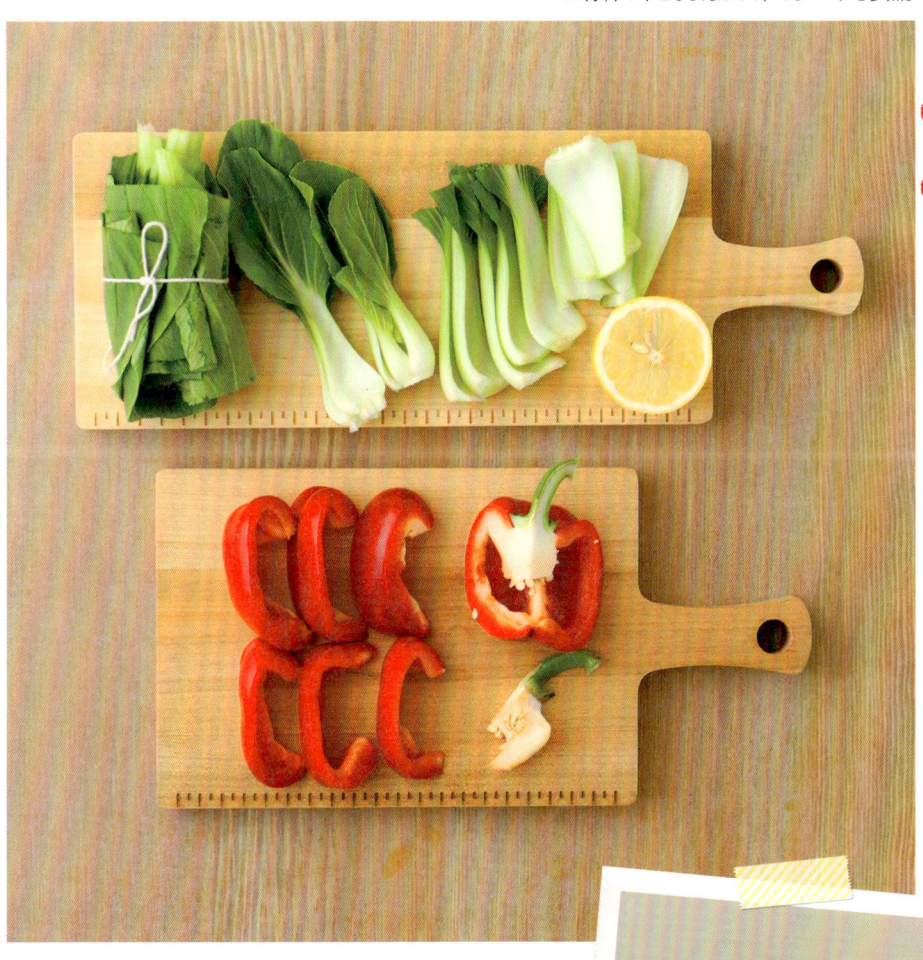

シミのない肌

チンゲン菜&パプリカ

`クロロフィル` `カロテン` `ビタミンC`

56kcal

材料
チンゲン菜……150g
パプリカ（赤）……1個
レモン……1/2個
水……100mℓ

※青菜の葉はくるくると巻くとジューサーの投入口に入れやすい。

作り方
❶ チンゲン菜、パプリカ、水をジューサーに交互に入れて搾る。
❷ レモンをスクイーザーで搾り、①のジュースに加えて混ぜる。
※好みではちみつ（大さじ1程度）を加えてもいい。

チンゲン菜が血の巡りを改善

シミのない肌

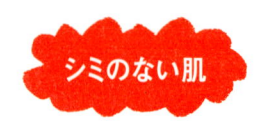

搾りたてのおいしさで肌も輝く
オレンジ&レモン

カロテン　ビタミンC　食物繊維

89kcal

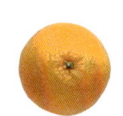

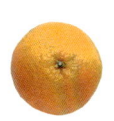

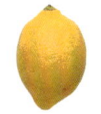

材料
オレンジ……小2個
レモン……1個

作り方
① オレンジをジューサーに徐々に入れて搾る。
② レモンをスクイーザーで搾り、①のジュースに加えて混ぜる。

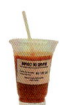

肌の疲れをいやすクイックジュース
トマト&グレープフルーツ

カロテン　リコピン　ビタミンC

108kcal

材料
トマト……1個
グレープフルーツ(ルビー)……小1個

作り方
① トマト、グレープフルーツをジューサーに徐々に入れて搾る。

---

beauty memo

ジュースでパック

**ジュースを作り過ぎたときにぜひ。
ヨーグルトや甘酒をプラスしても。**

余った生酵素ジュースで、お肌のパックをしてみましょう。ざるにペーパータオルを敷いてジュースを注ぎ、ペーパータオルで包むようにして軽く水気をきります。肌にのせて流れてしまうようなら、ヨーグルトや甘酒を混ぜて緩さを調整します。はじめは手の甲や腕の内側で試してみます。問題がなければ顔や腕などにパックをする感覚で広げ、10～15分したら洗い流します。ジュースに含まれた有効成分が潤いを補い、美肌作りに貢献します。

※材料の下ごしらえは14、15ページを参照。

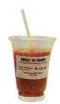

薬膳の知恵でシミを予防
れんこん&パプリカ&レモン

カロテン　ビタミンC　食物繊維

166 kcal

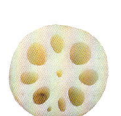

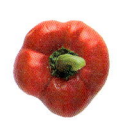

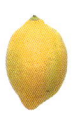

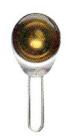

材料
れんこん……100g　　パプリカ(赤)……1個
レモン……1個　　　はちみつ……大さじ1

作り方
❶ れんこん、パプリカをジューサーに徐々に入れて搾る。
❷ レモンをスクイーザーで搾り、はちみつとともに①のジュースに加えて混ぜ合わせる。

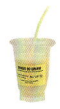

日焼けが心配なときに
れんこん&梨&レモン

ビタミンC

203 kcal

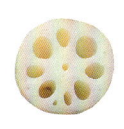

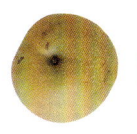

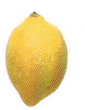

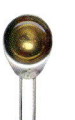

材料
れんこん……100g
梨……1個
レモン……1個
はちみつ……大さじ1/2

作り方
❶ れんこん、梨をジューサーに徐々に入れて搾る。
❷ レモンをスクイーザーで搾り、はちみつとともに①のジュースに加えて混ぜ合わせる。

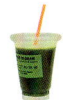

シミのない肌

甘酸っぱい緑のジュースで美肌に
チンゲン菜&りんご&レモン

クロロフィル　カロテン　ビタミンC

107 kcal

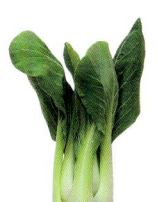

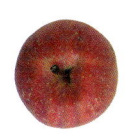

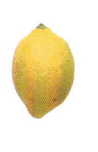

材料
チンゲン菜……100g
りんご……1個
レモン……1個

作り方
❶ チンゲン菜、りんごをジューサーに徐々に入れて搾る。
❷ レモンをスクイーザーで搾り、①のジュースに加えて混ぜる。

ハリのある肌 を作る

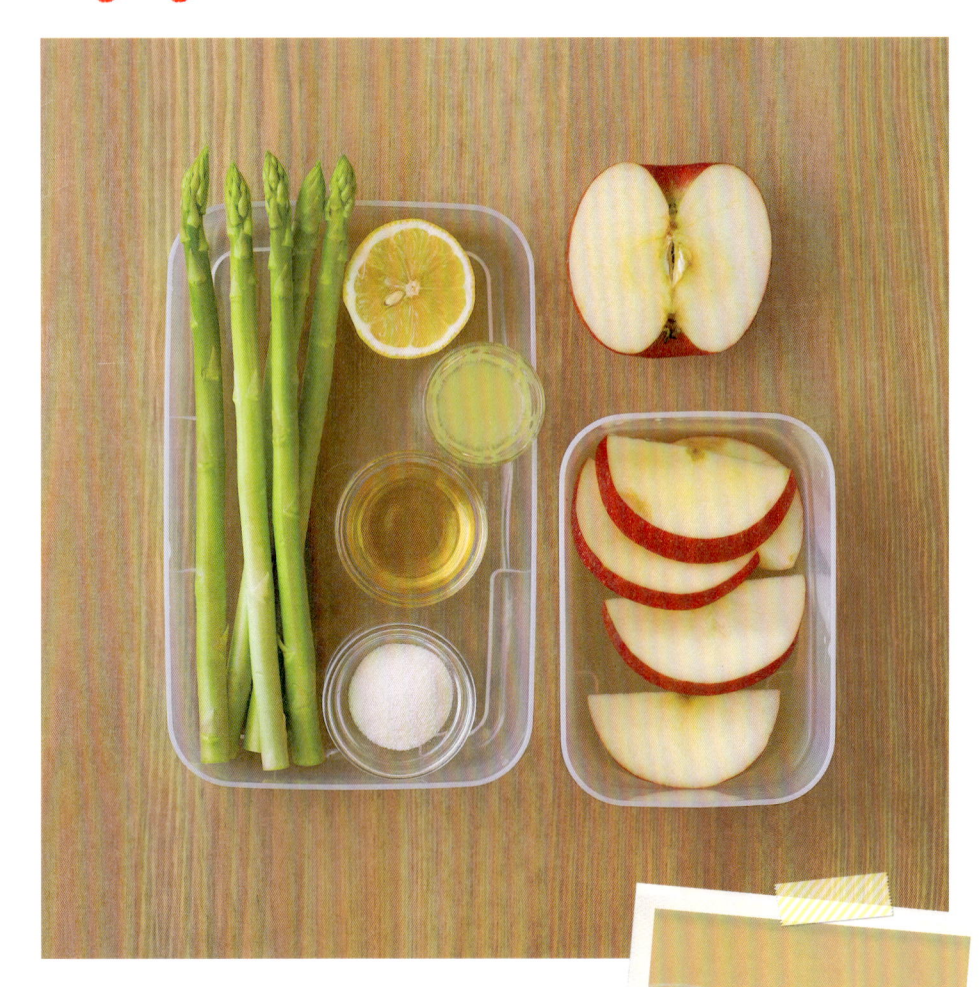

アスパラガス&りんご&レモン

`ビタミンC` `食物繊維` **203**kcal

材料
アスパラガス……100g
りんご……1個
レモン……1個
はちみつ……大さじ1
ゼラチン……5g

※ゼラチンは湯50mlで溶かす。

作り方
① アスパラガス、りんごをジューサーに徐々に入れて搾る。
② レモンをスクイーザーで搾り、溶かしたゼラチンとともに①のジュースに加えて混ぜ合わせる。

新陳代謝が活発に

肌のハリをキープするにはスキンケアだけでは足りません。新陳代謝をよくし、消化吸収や排泄にトラブルがないように胃腸を整えることも大事。毎日のジュースで体の内側から輝かせましょう。

※材料の下ごしらえは14、15ページを参照。

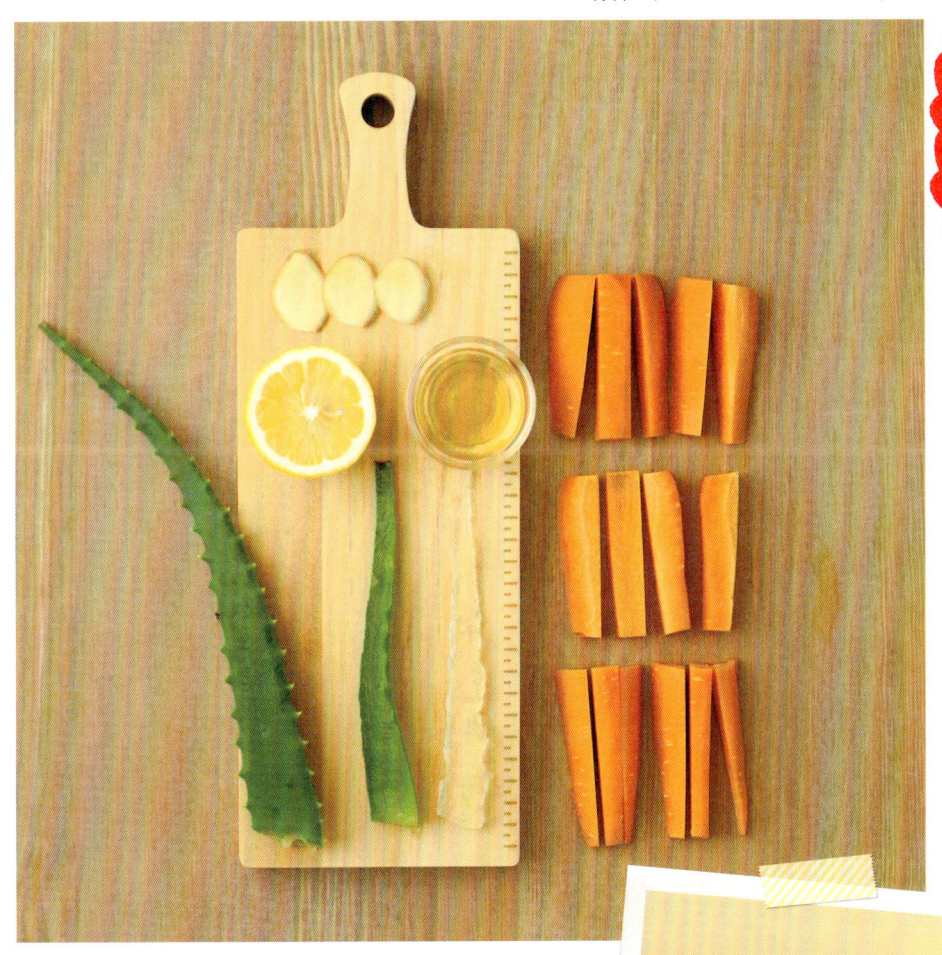

ハリのある肌

アロエ＆にんじん

カロテン　ビタミンC　食物繊維

151 kcal

材料
アロエ……100g
にんじん……大1本
しょうが（皮つき薄切り）
　……5g
レモン……1/2個
はちみつ……大さじ1
※アロエは庭のものでもOK。

作り方
❶ アロエをジューサーに入れて搾り、排出口から出る繊維質を別に取る。続けてにんじん、しょうがを徐々に入れて搾る。
❷ レモンをスクイーザーで搾り、はちみつ、アロエの繊維質とともに❶のジュースに加えて混ぜ合わせる。

アロエが皮膚の老化を予防

ハリのある肌

ゼラチンでコラーゲンも
アスパラガス&トマト&レモン

カロテン　リコピン　ビタミンC

107kcal

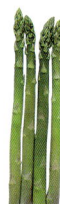

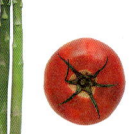

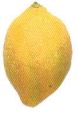

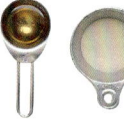

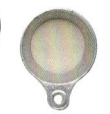

材料
アスパラガス……100g　　トマト……1個
レモン……1個　　　　　　はちみつ……大さじ1/2
ゼラチン……5g　※ゼラチンは湯50mlで溶かす。

作り方
❶アスパラガス、トマトをジューサーに徐々に入れて搾る。
❷レモンをスクイーザーで搾り、はちみつ、溶かしたゼラチンとともに①のジュースに加えて混ぜ合わせる。

胃腸を整えて美肌に
キャベツ&クレソン&りんご

食物繊維　ビタミンC　クロロフィル

87kcal

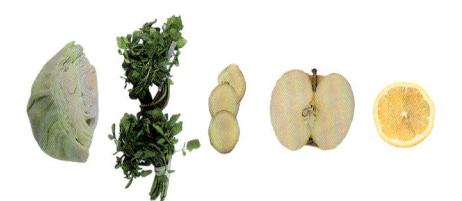

材料
キャベツ……100g　　　　クレソン……100g
しょうが（皮つき薄切り）……5g
りんご……1/2個　　　　　レモン……1/2個

作り方
❶キャベツ、クレソン、りんごをジューサーに徐々に入れて搾る。
❷レモンをスクイーザーで搾り、①のジュースに加えて混ぜる。

---

food memo

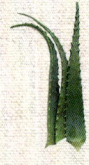

アロエ

民間薬として広く利用。
皮膚の老化予防や保湿にも。

アロエはその薬効がよく知られ、民間薬としてさまざまに利用されてきました。熱を取る作用からやけどの手当てに用いられたり、緩下作用から便秘の解消に使われたり。ほかにも健胃薬がわりになったり、ストレスによる頭痛、めまいの解消にも効果があるとされます。皮には強い緩下作用があるので、ほとんどの場合は皮をむき、中の透明な果肉を使います。効き目が強く現れることもあるので、子どもやお年寄りには慎重に使いましょう。

※材料の下ごしらえは14、15ページを参照。

すっきりした飲み口
キャベツ＆トマト＆レモン

リコピン　食物繊維　ビタミンC

148 kcal

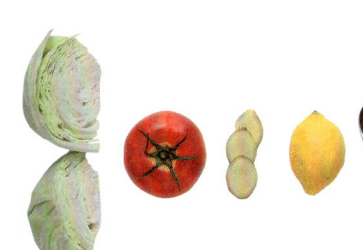

材料
キャベツ……200g　　　トマト……1個
しょうが（皮つき薄切り）……5g
レモン……1個　　　　はちみつ……大さじ1

作り方
❶ キャベツ、トマト、しょうがをジューサーに徐々に入れて搾る。
❷ レモンをスクイーザーで搾り、はちみつとともに①のジュースに加えて混ぜ合わせる。
※好みではちみつの代わりに、塩、こしょう各少々を加えても。

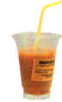

セロリの香りがさわやか
にんじん＆セロリ＆梨

カロテン　食物繊維　ビタミンC

145 kcal

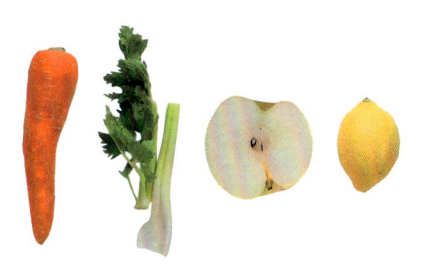

ハリのある肌

材料
にんじん……大1本　　　セロリ……1/2本
梨……1/2個　　　　　　レモン……1個

作り方
❶ にんじん、セロリ、梨をジューサーに徐々に入れて搾る。
❷ レモンをスクイーザーで搾り、①のジュースに加えて混ぜる。

---

food memo

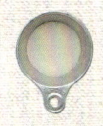

ゼラチン

肌のハリやつやに貢献。
吸収を助けるビタミンCといっしょに。

ゼラチンは豚などの皮や腱等に含まれるコラーゲンを煮出して抽出したもの。コラーゲンは私たちの肌の真皮層にも存在し、減少すると弾力性やつやが失われたりします。ゼラチンなどコラーゲンの摂取はトラブルの改善やハリのある肌づくりに役立ちますが、体に吸収させるためにはビタミンCが必要です。ビタミンCを多く含むジュースに加えて飲む方法はコラーゲンの有効活用に最適。なお、ゼラチンの粉末はお湯で溶いてから加えましょう。

むくみのない肌 を作る

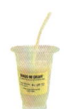

低カロリーの冬瓜ですっきり
冬瓜＆桃＆レモン

食物繊維　ビタミンC

110kcal

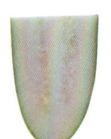

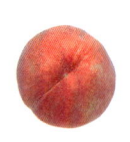

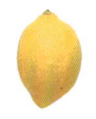

材料
冬瓜……150g
桃……1個
レモン……1個

作り方
❶ 冬瓜、桃をジューサーに徐々に入れて搾る。
❷ レモンをスクイーザーで搾り、①のジュースに加えて混ぜる。

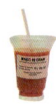

夏のむくみをすいかで予防
すいか＆レモン

リコピン　ビタミンC　食物繊維

74kcal

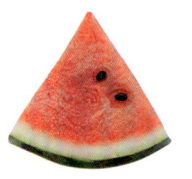

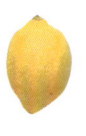

材料
すいか……300g
レモン……1個

作り方
❶ すいかをジューサーに徐々に入れて搾る。
❷ レモンをスクイーザーで搾り、①のジュースに加えて混ぜる。

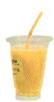

夏野菜で疲れた体をいやす
冬瓜＆とうもろこし

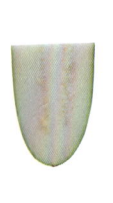

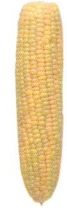

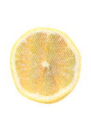

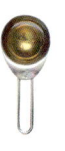

ビタミンC　食物繊維

191kcal

材料
冬瓜……150g　　とうもろこし（生）……1本
レモン……1/2個　　はちみつ……大さじ1/2

作り方
❶ 冬瓜、とうもろこしをジューサーに徐々に入れて搾る。
❷ レモンをスクイーザーで搾り、はちみつとともに①のジュースに加えて混ぜ合わせる。

むくみは健康な人の場合、塩分を摂り過ぎたり、水分の代謝が滞ったりしたときに起こりがち。カリウムを含み、利尿効果のある冬瓜、すいか、メロンなどをジュースにして飲むとすっきりします。

※材料の下ごしらえは14、15ページを参照。

利尿効果のある素材コンビで
とうもろこし&豆乳

カルシウム　カロテン　食物繊維

249 kcal

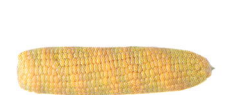

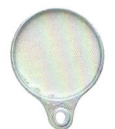

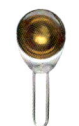

材料
とうもろこし（生）……1本
豆乳……100㎖
はちみつ……大さじ1

作り方
❶とうもろこしをジューサーに徐々に入れて搾る。
❷豆乳、はちみつを①のジュースに加えて混ぜ合わせる。

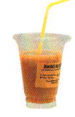

メロンでおいしくむくみを改善
メロン&レモン

カロテン　ビタミンC　食物繊維

92 kcal

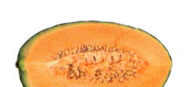

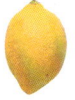

材料
メロン（赤肉系）……1/4個
レモン……1個

作り方
❶メロンをジューサーに徐々に入れて搾る。
❷レモンをスクイーザーで搾り、①のジュースに加えて混ぜる。

むくみのない肌

---

healthy memo

むくみ
塩分を控えて利尿作用のある食材を。食べ過ぎ、飲み過ぎも慎んで。

よくみられるむくみの主な原因は、塩分の摂り過ぎ。体液の塩分濃度バランスをとるために水分が排出されず、体内に残ることで起こります。こんなときは塩分の摂取を控え、アボカドや小松菜などカリウムを含む食材や、利尿作用のあるすいか、冬瓜、大豆、とうもろこし（とくにヒゲの部分）、はとむぎなどを摂ることです。薬膳的には脾の働きが悪いと水分代謝が悪くなり、むくみにつながります。脂っこいものは避け、過食、過飲も慎みましょう。

つや・ハリのある髪 を作る

ブロッコリー&しそ&豆乳
ミネラル豊富な野菜と豆乳で

カロテン　クロロフィル　カルシウム

146kcal

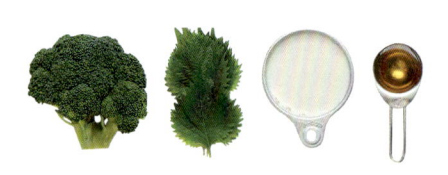

材料
ブロッコリー……100g　　しそ……10枚
豆乳……100㎖　　はちみつ……大さじ1
湯……50㎖

作り方
❶ ブロッコリー、湯、しそをジューサーに交互に入れて搾る。
❷ 豆乳、はちみつを①のジュースに加えて混ぜ合わせる。

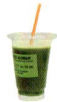

チンゲン菜&りんご&クコ
血の巡りをよくして鉄も補給

カロテン　ビタミンC

82kcal

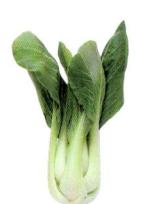

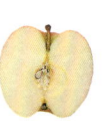

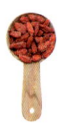

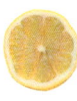

材料
チンゲン菜……100g　　りんご……1/2個
クコの実……大さじ1　　レモン……1/2個
湯……大さじ2

作り方
❶ クコの実は湯に5分ほど浸し、湯ごとジューサーに入れて搾り、排出口から出る繊維質を別に取る。続けてチンゲン菜、りんごを入れて搾る。
❷ レモンをスクイーザーで搾り、クコの実の繊維質とともに①のジュースに加えて混ぜ合わせる。

---

food memo

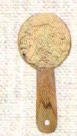

きな粉

ジュースに混ぜるだけで大豆の優れた栄養がそのまま。

きな粉は大豆を炒って粉にしたものです。女性ホルモンと同様の働きをするイソフラボンをはじめ、血液中の脂質を下げる大豆たんぱく、高血圧を予防する大豆レシチン、そのほかにミネラル、食物繊維など、優良健康食材である大豆の栄養をそのまま含んでいます。また、粉にすることで消化吸収がよくなるので手軽な栄養補助食品としてアスリートも利用しています。髪だけでなく、健康維持のためにもジュースにきな粉を加えてみましょう。

年齢とともに失われがちな髪のつや、ハリを保つにはビタミンA・Bや鉄、亜鉛、銅などのミネラルを積極的に摂りましょう。薬膳では髪は血の余りとも。貧血の予防も美しい髪につながります。

※材料の下ごしらえは14、15ページを参照。

カロテンも鉄も亜鉛もこのジュースで
小松菜&りんご&きな粉

クロロフィル　カロテン　ビタミンC

140kcal

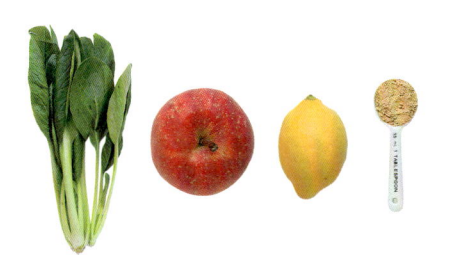

材料
小松菜……50g　　りんご……1個
レモン……1個　　きな粉……大さじ1
※きな粉は湯少々で溶く。

作り方
❶小松菜、りんごをジューサーに徐々に入れて搾る。
❷レモンをスクイーザーで搾り、きな粉とともに①のジュースに加えて混ぜ合わせる。

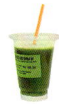

亜鉛、銅が豊富なごまをプラス
小松菜&ピーマン&豆乳

クロロフィル　カロテン　カルシウム

122kcal

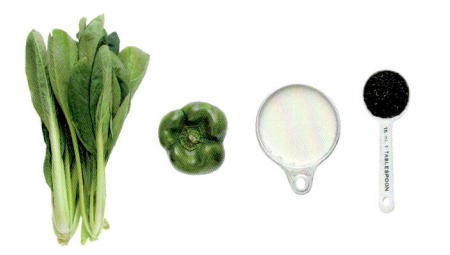

材料
小松菜……100g　　ピーマン……1個
豆乳……100㎖　　すりごま（黒）……大さじ1

作り方
❶小松菜、ピーマンをジューサーに徐々に入れて搾る。
❷豆乳、すりごまを①のジュースに加えて混ぜ合わせる。

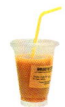

つや・ハリのある髪

飲みやすくて髪つやつや
にんじん&チンゲン菜&りんご

カロテン　ビタミンC

198kcal

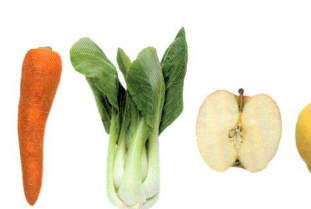

材料
にんじん……大1本　　チンゲン菜……100g
りんご……1/2個　　レモン……1個
はちみつ　大さじ1

作り方
❶にんじん、チンゲン菜、りんごをジューサーに徐々に入れて搾る。
❷レモンをスクイーザーで搾り、はちみつとともに①のジュースに加えて混ぜ合わせる。

column

アンチエイジングこそ、美と健康の基本
秘訣は代謝機能と解毒！

代謝機能は胃腸と直結

　肌もボディも髪も、美しくあるためには健康であること、そして健康であるためには体をさびつかせないこと、つまりアンチエイジングこそが美と健康の基本です。そのアンチエイジングで何より大切なのは、代謝機能のアップと解毒機能の改善です。

　代謝機能をアップさせるにはまず、胃腸の働きを正常にすること。胃腸の働きが悪いと必要な栄養素が摂取できなかったり、余分なものをため込んだりします。とくに便秘が長く続くと腸内で異常発酵が起こり、ガスや毒素が作られます。この毒素が腸で吸収されると全身に毒素が回る恐れがあります。便秘は病気と考えましょう。

解毒は肝臓の働き次第

　解毒で重要なのが肝臓の働き。肝臓では2段階で解毒が行われます。この解毒システムが機能しないと、毒素が身体を巡ったり、脂肪に蓄積されたりします。飲酒、喫煙、甘いものの食べ過ぎは肝臓の働きを低下させます。

　また、ミクロな代謝は細胞内で行われます。この代謝にはビタミンB群とクエン酸、ミネラル、酵素等が必要になります。糖質の摂り過ぎによるビタミンB群の不足やクエン酸の摂取不足などにより、代謝がスムーズに行われなくなります。

代謝と解毒に必要な栄養

　代謝と解毒のシステムをスムーズに機能させるには、ビタミンB群、ビタミンC、カロテン（プロビタミンA）、ビタミンE等のビタミン類やカルシウム、マグネシウム、カリウムなどのミネラル類、アントシアニン、クロロフィル等のフィトケミカル（ポリフェノール類）と酵素が必要になります。酵素は野菜や果物の細胞内やヨーグルト、甘酒等の発酵食品内に多く含まれています。

ジュースはアンチエイジングの味方

　身体のシステムは複雑で、有効な栄養素を含む食品を1種類だけ食べればやせる、若返るといったことはありません。とくに、野菜や果物をバランスよく摂取することが大切です。フィトケミカルをはじめとした植物がもつ働きが私たちの細胞にも作用して、ダメージ等から守ってくれるのです。

　野菜や果物はジュースにすると栄養素が吸収されやすい形になって、内臓機能や細胞の代謝機能強化に効果的に働き、アンチエイジングの強い味方になります。

　といってもジュースだけ、1日だけではダメ。毎日、野菜や果物をはじめとした多くの食品からバランスよく、必要量の摂取を心がけましょう。

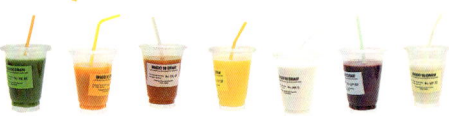

教えて！ 植木先生

生酵素ジュースについて、みんなが疑問に思うことを著者の植木もも子先生に聞いてみました。

生酵素ジュースは作り置きや冷凍保存ができますか？

なるべく作りたてを飲むことをおすすめします。どうしてもというときは冷蔵して、なるべくその日のうちに飲んでください。冷凍もできないことはありませんが2〜3日中に飲みきりましょう。解凍は自然解凍で。加熱すると酵素が破壊されることがあります。

食事の代わりに生酵素ジュースを飲んでもいいですか？

時間がない朝の朝食代わりに、というような条件付きなら食事の代わりに飲んでもいいでしょう。食事代わりにおすすめは、小松菜、にんじん、トマトを主材料にしたマストジュース。生酵素ジュースは食事と組み合わせて、バランスよく栄養を摂取することを目的としています。例えば、外食がちで野菜が少ないという人は野菜中心の生酵素ジュースを積極的に飲みましょう。その際、ジュースのエネルギー量も考慮して、食事と上手に組み合わせてください。

生酵素ジュースは1日に何杯飲んでもいいのでしょうか？

野菜中心の生酵素ジュースなら基本的に2リットルまでOKです。果物だけの生酵素ジュースは糖分が多くなるので1日1回くらいがいいでしょう。

ジュースだから、いつも冷たくして飲んだほうがいいのですか？

常温の素材を使い、常温で飲むのがベストです。冷たすぎるものは胃腸の働きを低下させます。ジュースを作るとき、冷蔵庫から出したての素材では冷たすぎるので、できれば水に浸して20〜30分置いておくといいでしょう。朝、作るなら前の晩に洗ってたっぷりの水に浸しておきましょう。皮についた農薬などが取れ、朝には室温になっているのでおすすめですよ。

生酵素ジュースとスムージーの違いは何ですか？

生酵素ジュースは石臼式の低速回転するジューサーで素材を圧搾して作ります。スムージーは基本的に高速で撹拌するミキサーで作ります。この作り方の違いが味わいや栄養の違いになります。石臼式の圧搾する方法で作ると、空気による酸化が少なく、その分栄養成分も酸化されにくくなります。一方のミキサーは空気も混ぜながら粉砕するので、それだけ酸化されやすくなります。また、ジューサーは野菜や果物から搾り出したエキスだけですので、栄養素が凝縮して摂れます。必要に応じて不溶性の繊維質をあとから加えることもできます。さらに、ミキサーと違って搾りかすは排出するので、誰にも飲みやすい濃度になることも大きな特長です。

recipe

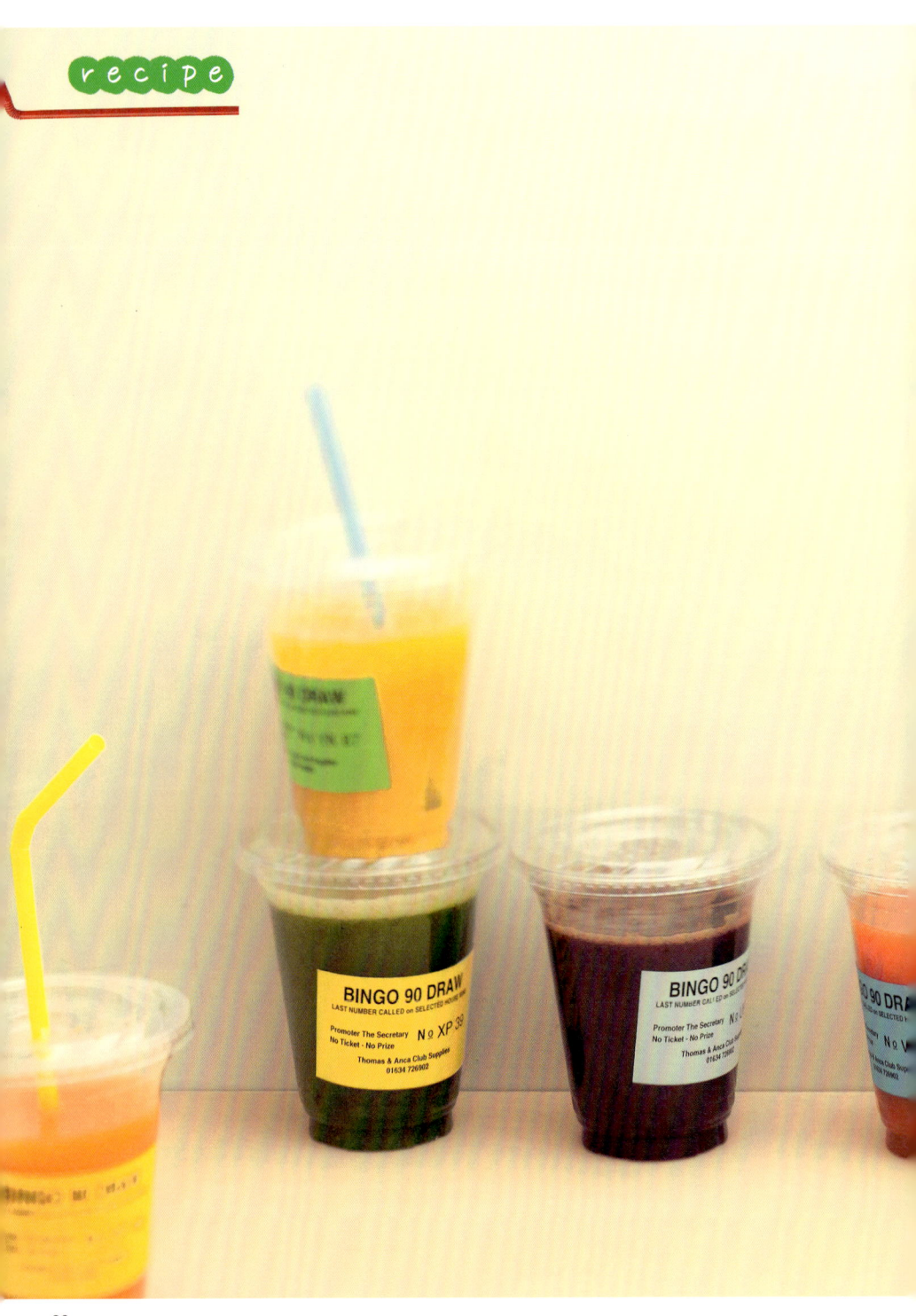

Part 3
不調や心配、悩みに応える
ケアジュース

日によって、季節の変化に伴って、あるいは年齢を重ねることで

不調を感じたり、心配になったり、思うようにいかなかったりする私たちの体。

そんな不調や悩みに応えるのが、

薬膳の知恵も生かした生酵素ケアジュース。

体の様子に合わせ、バランスよく、そしておいしく。

組み合わせた食材のパワーが体をいたわり、健康へと導きます。

コレステロール が心配

食前に飲むと抗酸化＋脂肪もカット
トマト＆梨＆レモン

リコピン　食物繊維　ビタミンC

88kcal

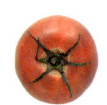

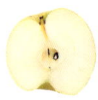

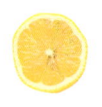

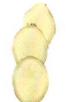

材料
トマト……1個　　　　梨……1/2個
レモン……1/2個
しょうが（皮つき薄切り）……5g

作り方
❶ トマト、梨、しょうがをジューサーに徐々に入れて搾る。
❷ レモンをスクイーザーで搾り、①のジュースに加えて混ぜる。

抗酸化成分たっぷりで食物繊維も
ブロッコリー＆りんご＆レモン

ビタミンC　カロテン　食物繊維

162kcal

材料
ブロッコリー……200g
りんご……1個
レモン……1/2個

作り方
❶ ブロッコリー、りんごをジューサーに交互に入れて搾る。
❷ レモンをスクイーザーで搾り、①のジュースに加えて混ぜる。

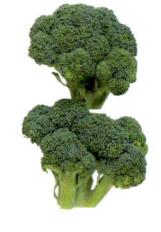

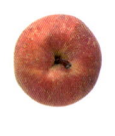

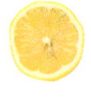

---

healthy memo

コレステロール

野菜・果物の抗酸化成分や食物繊維がコレステロールの酸化予防に大活躍。

コレステロール＝悪者と見られがちですが、問題は悪玉コレステロール（LDL）の酸化。酸化は揚げたり、焼いたりといった調理・加工や保存の過程で起き、食材に含まれるコレステロールの1割程度が酸化するともいわれています。

予防には酸化が懸念される食品の摂取を控えるとともに、抗酸化作用のあるビタミンA・C・E、フィトケミカルを含む緑黄色野菜や果物を摂ることが大事。酸化抑制のためにも生酵素ジュースを毎日飲みましょう。

コレステロールで注意すべきは酸化。抗酸化作用のあるビタミンA・C・Eやフィトケミカルを含む食材を積極的に摂ることが大事です。食物繊維でコレステロールの原料になる脂肪も排出させましょう。

※材料の下ごしらえは14、15ページを参照。

色素がコレステロール沈着を抑制
ブルーベリー&桃&レモン

`アントシアニン` `食物繊維` `ビタミンC`

138kcal

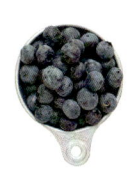

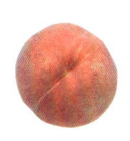

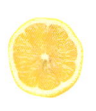

材料
ブルーベリー……100g
桃……1個
レモン……1/2個

作り方
① ブルーベリーと桃をジューサーに徐々に入れて搾る。
② レモンをスクイーザーで搾り、排出口の繊維質とともに①のジュースに加えて混ぜ合わせる。

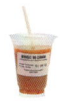

キャベツで肝臓の脂肪も減少
キャベツ&トマト&レモン

`ビタミンC` `リコピン` `食物繊維`

59kcal

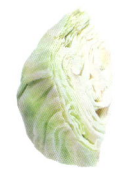

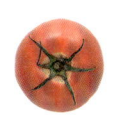

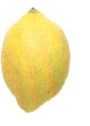

材料
キャベツ……100g
トマト……1個
レモン……1個

作り方
① キャベツ、トマトをジューサーに徐々に入れて搾る。
② レモンをスクイーザーで搾り、①のジュースに加えて混ぜる。

乳酸菌でもコレステロール低下
セロリ&レモン&ヨーグルト

`食物繊維` `ビタミンC` `カルシウム`

116kcal

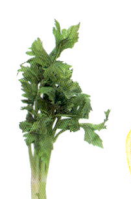

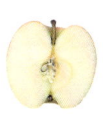

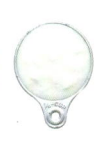

材料
セロリ……1本　　レモン……1/2個
りんご……1/2個　低脂肪ヨーグルト……100g

作り方
① セロリ、りんごをジューサーに徐々に入れて搾る。
② レモンをスクイーザーで搾り、ヨーグルトとともに①のジュースに加えて混ぜ合わせる。

コレステロール

骨粗鬆症 の予防に

骨力アップの定番ジュース
小松菜＆りんご＆豆乳

カルシウム　クロロフィル　ビタミンC

168kcal

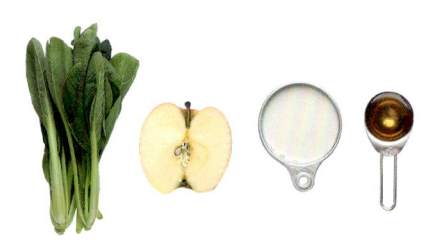

材料
小松菜……100g　　りんご……1/2個
豆乳……100mℓ　　はちみつ……大さじ1

作り方
① 小松菜、りんごをジューサーに徐々に入れて搾る。
② ①のジュースに豆乳、はちみつを加えて混ぜ合わせる。

カルシウムの利用を助ける成分もいっしょに
小松菜＆パパイア＆ごま

カルシウム　クロロフィル　ビタミンC

113kcal

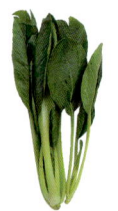

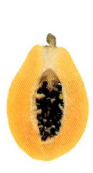

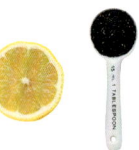

材料
小松菜……50g　　パパイア……1/2個
レモン……1/2個　　すりごま（黒）……大さじ1

作り方
① パパイアをジューサーに入れて搾り、排出口から出る繊維質を別に取る。続けて小松菜を入れて搾る。
② レモンをスクイーザーで搾り、すりごま、パパイアの繊維質とともに①のジュースに加えて混ぜ合わせる。

---

food memo

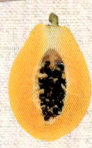

パパイア

**ビタミンCやカロテンが豊富。
甘くてこくがあるトロピカルフルーツ。**

日本で出回っているパパイアは酸味が少なく、ねっとりした食感で、熟すほど果皮が黄色くなります。そのまま食べても、ジュースにしてもよく、レモンの搾り汁を加えると口あたりがよくなります。ビタミンCが豊富で、黄色い色素には生活習慣病やガンを予防するβ-カロテン、クリプトキサンチンが多く含まれています。果肉の色が完全に黄色くなったら食べ頃。中央の黒い種はスプーンで取り除き、ジュースにする場合は皮をむきます。

カルシウムとともにビタミンDや、ごまや大豆製品に含まれるマグネシウムもいっしょに摂りましょう。カルシウムの利用を助けます。ビタミンC、たんぱく質も吸収率アップに役立ちます。

※材料の下ごしらえは14、15ページを参照。

＋きな粉でマグネシウムもしっかり
チンゲン菜＆マンゴー＆きな粉

カルシウム　カロテン　ビタミンC

196 kcal

材料
チンゲン菜……100g　　マンゴー……小1個
きな粉……大さじ1　　レモン……1個
※きな粉は湯少々で溶く。

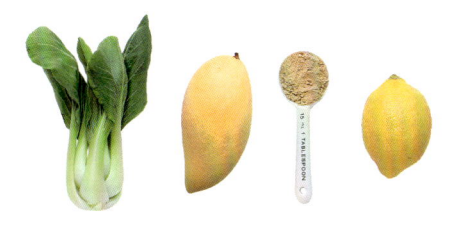

作り方
① ジューサーにマンゴーを入れて搾り、排出口から出る繊維質を別に取る。続けてチンゲン菜を入れて搾る。
② レモンをスクイーザーで搾り、きな粉、マンゴーの繊維質とともに①のジュースに加えて混ぜ合わせる。

スイーツ感覚でビタミンCもたっぷり
ラズベリー＆パパイア＆ヨーグルト

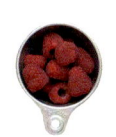

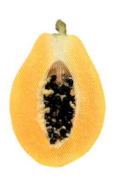

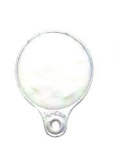

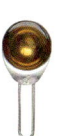

カルシウム　ビタミンC　カロテン

181 kcal

骨粗鬆症

材料
ラズベリー……50g　　パパイア……1/2個
低脂肪ヨーグルト……100g　はちみつ……大さじ1

作り方
① ラズベリー、パパイアをジューサーに徐々に入れて搾る。
② ヨーグルト、はちみつ、排出口の繊維質を①のジュースに加えて混ぜ合わせる。

カルシウム豊富な小松菜をヨーグルトで
小松菜＆ヨーグルト＆ごま

カルシウム　クロロフィル　ビタミンC

176 kcal

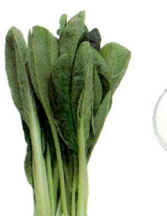

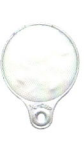

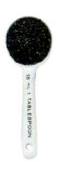

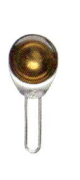

材料
小松菜……100g　　　　低脂肪ヨーグルト……100g
すりごま（黒）……大さじ1　はちみつ……大さじ1

作り方
① 小松菜をジューサーに徐々に入れて搾る。
② ヨーグルト、すりごまを①のジュースに加えて混ぜ合わせる。

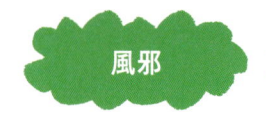

風邪 を ひきがちな人に

いちごのビタミンCとしょうがの温め効果で
いちご&りんご&しょうが

`ビタミンC` `アントシアニン`

180 kcal

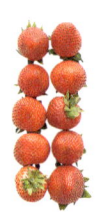

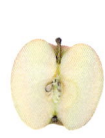

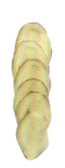

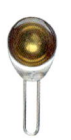

材料
いちご……200g　　　　りんご……1/2個
しょうが（皮つき薄切り）……10g　はちみつ……大さじ1

作り方
1. いちごをジューサーに入れて搾り、排出口から出る繊維質を別に取る。続けてりんご、しょうがをジューサーに徐々に入れて搾る。
2. はちみつ、いちごの繊維質を①のジュースに加えて混ぜ合わせる。

熱やせき、のどの痛みがあるときに
キウイ&梨&しょうが

`ビタミンC` `食物繊維`

211 kcal

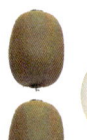

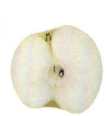

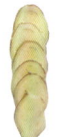

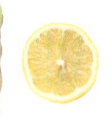

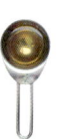

材料
キウイフルーツ……2個　　　梨……1/2個
しょうが（皮つき薄切り）……10g　レモン……1/2個
はちみつ……大さじ1/2

作り方
1. キウイフルーツ、梨、しょうがをジューサーに徐々に入れて搾る。
2. レモンをスクイーザーで搾り、はちみつとともに①のジュースに加えて混ぜ合わせる。

パプリカのカロテンが粘膜を強化
パプリカ&レモン&しょうが

`ビタミンC` `カロテン`

155 kcal

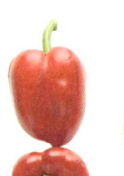

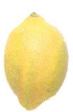

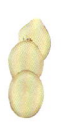

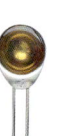

材料
パプリカ（赤）……2個　　　レモン……1個
しょうが（皮つき薄切り）……5g　はちみつ……大さじ1

作り方
1. パプリカ、しょうがをジューサーに徐々に入れて搾る。
2. レモンをスクイーザーで搾り、はちみつとともに①のジュースに加えて混ぜ合わせる。

予防には免疫力アップのエース、ビタミンCをしっかり摂るとともに、カロテンで鼻やのどの粘膜を強化することが大事。風邪ウイルスの侵入が防げます。体を温める生姜やスパイスも役立ちます。

※材料の下ごしらえは14、15ページを参照。

秋の風邪を柿のジュースで防ぐ
柿&梨&しょうが

ビタミンC　カロテン

175kcal

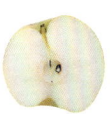

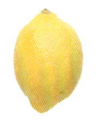

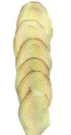

材料
柿……1個　　梨……1/2個
レモン……1個　しょうが（皮つき薄切り）……10g

作り方
① 柿、梨、しょうがをジューサーに徐々に入れて搾る。
② レモンをスクイーザーで搾り、①のジュースに加えて混ぜる。

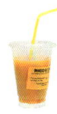

せきを鎮める梨としょうが入り
にんじん&梨&しょうが

カロテン　ビタミンC

257kcal

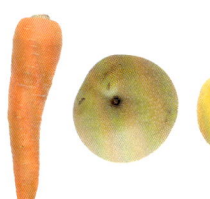

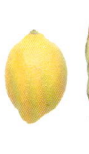

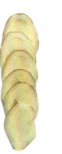

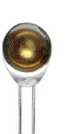

材料
にんじん……大1本　梨……1個
レモン……1個　しょうが（皮つき薄切り）……10g
はちみつ……大さじ1

作り方
① にんじん、梨、しょうがをジューサーに徐々に入れて搾る。
② レモンをスクイーザーで搾り、はちみつとともに①のジュースに加えて混ぜ合わせる。

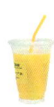

風邪

みかんのジュースでおいしく予防
みかん&しょうが&レモン

カロテン　ビタミンC

212kcal

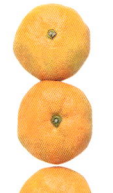

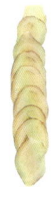

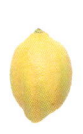

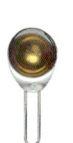

材料
みかん……3個　　しょうが（皮つき薄切り）……15g
レモン……1個　　はちみつ……大さじ1

作り方
① みかん、しょうがをジューサーに徐々に入れて搾る。
② レモンをスクイーザーで搾り、はちみつとともに①のジュースに加えて混ぜ合わせる。

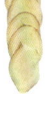

更年期症 が 気になる

余分な熱を除いて代謝をアップ
ざくろ&梨

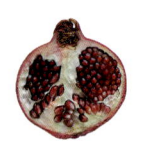

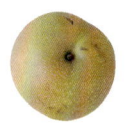

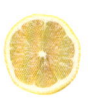

材料
ざくろ……1/2個
梨……1個
レモン……1/2個

作り方
1. ざくろ、梨をジューサーに徐々に入れて搾る。
2. レモンをスクイーザーで搾り、①のジュースに加えて混ぜる。

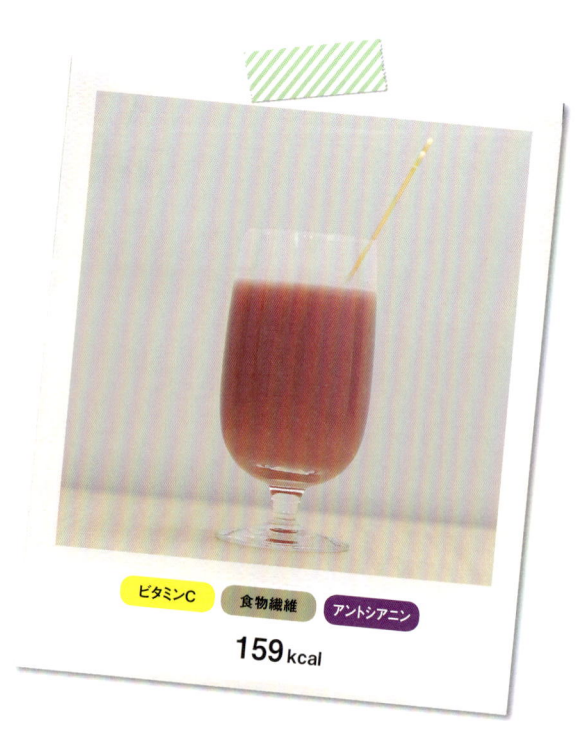

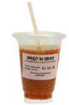

ビタミンC　食物繊維　アントシアニン

159kcal

イライラ、のぼせの予防に
メロン&ラズベリー&ヨーグルト

カロテン　カルシウム　ビタミンC

112kcal

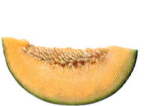

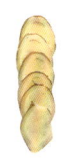

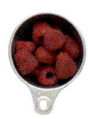

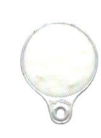

材料
メロン(赤肉系)……1/8個
ラズベリー……50g
しょうが(皮つき薄切り)……10g
低脂肪ヨーグルト……100g

作り方
1. ラズベリーをジューサーに入れて搾り、排出口から出る繊維質を別に取る。続けてメロン、しょうがを徐々に入れて搾る。
2. ヨーグルト、ラズベリーの繊維質を①のジュースに加えて混ぜ合わせる。

更年期の不調はホルモンバランスの崩れが原因。大豆に含まれる女性ホルモンに似た作用のイソフラボンや、薬膳では体の熱を取る梨やメロン、いちご、りんごなどの摂取がおすすめです。

※材料の下ごしらえは14、15ページを参照。

カルシウム、鉄の補給に
いちご&クコ&牛乳

カルシウム　ビタミンC

183kcal

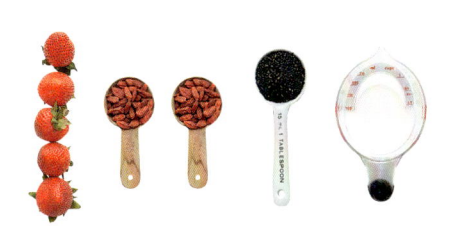

材料
いちご……100g
すりごま(黒)……大さじ1
低脂肪牛乳……100㎖
┌クコの実……大さじ2
└湯……大さじ4

作り方
❶ クコの実は湯に5分ほど浸し、湯ごとジューサーに入れ、いちごも入れて搾る。
❷ すりごま、牛乳、排出口の繊維質を①のジュースに加えて混ぜ合わせる。

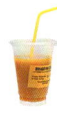

体が熱いときに
りんご&クコ&にんじん

カロテン　ビタミンC

236kcal

材料
りんご……1/2個
にんじん……大1本
レモン……1/2個
┌クコの実……大さじ2
└湯……大さじ4
はちみつ……大さじ1

作り方
❶ クコの実は湯に5分ほど浸し、湯ごとジューサーに入れて搾り、排出口から出る繊維質を別に取る。続けてにんじん、りんごを徐々に入れて搾る。
❷ レモンをスクイーザーで搾り、はちみつ、クコの実の繊維質とともに①のジュースに加えて混ぜ合わせる。

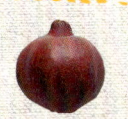

更年期症

---

food memo

ざくろ　種子に女性ホルモンを補う成分も。

薬膳では潤いの性質をもつ果物とされ、のどの渇きをいやしたり、肺の機能を高めるとされています。抗酸化作用をもつポリフェノールを含み、アンチエイジングにも役立ちます。また、種子には女性ホルモンに似た作用をするエストロゲンが含まれています。ジュースに使う場合は縦に割り、中の赤い粒(種衣)を取り出してバラバラにほぐします。

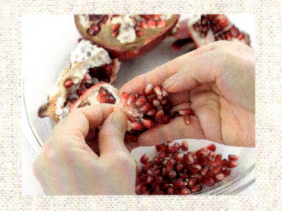

貧血ぎみのときに

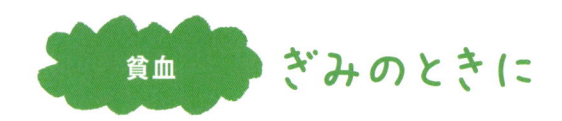

造血に必要な栄養がたっぷり
春菊&りんご

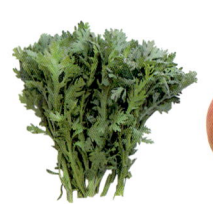

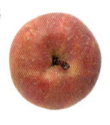

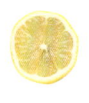

材料
春菊……100g
りんご……1個
レモン……1/2個

作り方
① 春菊、りんごをジューサーに徐々に入れて搾る。
② レモンをスクイーザーで搾り、①のジュースに加えて混ぜる。

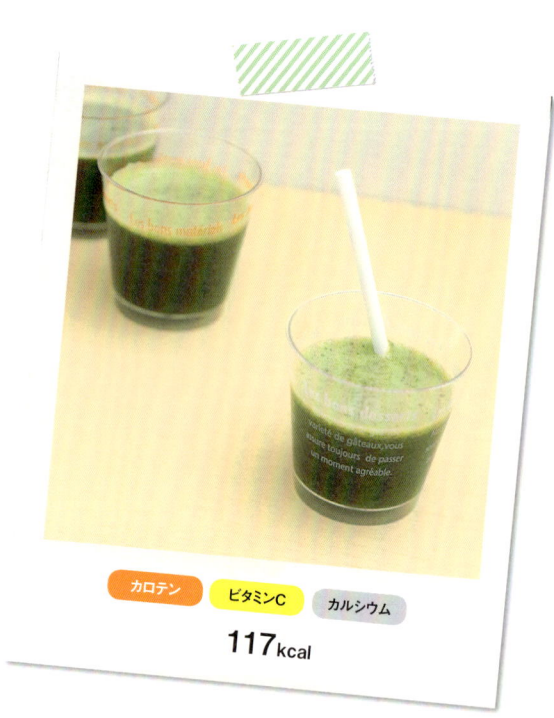

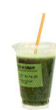

カロテン　ビタミンC　カルシウム

117kcal

鉄分たっぷりのサニーレタスで
レタス&ルッコラ&トマト

ビタミンC　リコピン

53kcal

材料
サニーレタス……50g　　ルッコラ……50g
トマト……1個　　　　　レモン……1個
こしょう……少々

作り方
① サニーレタス、ルッコラ、トマトをジューサーに徐々に入れて搾る。
② レモンをスクイーザーで搾り、①のジュースに加えて混ぜ、こしょうをふる。

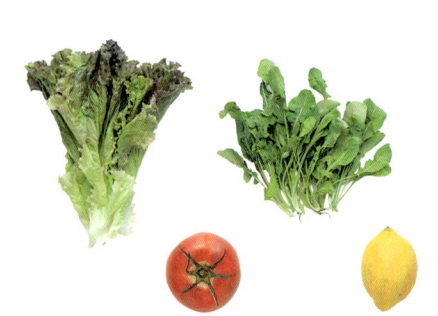

貧血を防ぐには鉄分を多く含む食品を摂ることが大事です。また、血液を作るときに必要なカロテンや、鉄の吸収を助けるビタミンCも合わせて摂るとより効果的です。

※材料の下ごしらえは14、15ページを参照。

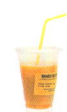

薬膳で血を養う食材コンビ
にんじん＆ぶどう

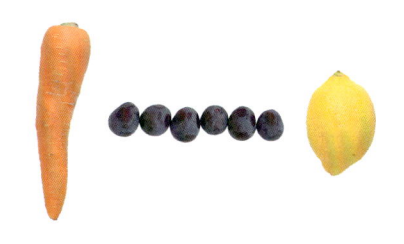

カロテン　アントシアニン　ビタミンC

130kcal

材料
にんじん……大1本
ぶどう（黒色系）……100g
レモン……1個

作り方
❶にんじん、ぶどうをジューサーに徐々に入れて搾る。
❷レモンをスクイーザーで搾り、①のジュースに加えて混ぜる。

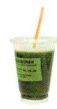

クレソンの苦味で消化もよく
クレソン＆りんご＆いちご

カロテン　ビタミンC　カルシウム

131kcal

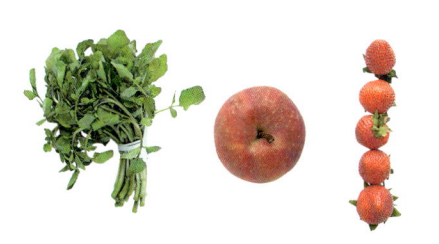

材料
クレソン……50g
りんご……1個
いちご……100g

作り方
❶いちごをジューサーに入れて搾り、排出口から出る繊維質を別に取る。続けてクレソン、りんごを徐々に入れて搾る。
❷いちごの繊維質を①のジュースに混ぜ合わせる。

チンゲン菜が血の巡りを改善
チンゲン菜＆ぶどう

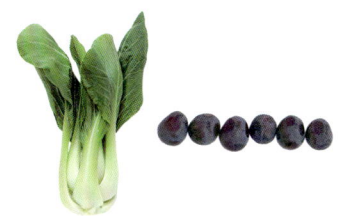

カロテン　アントシアニン　カルシウム

62kcal

材料
チンゲン菜……100g
ぶどう（黒色系）……100g
レモン……1/2個

作り方
❶チンゲン菜、ぶどうをジューサーに徐々に入れて搾る。
❷レモンをスクイーザーで搾り、①のジュースに加えて混ぜる。

貧血

疲れ を感じたら

元気が出るフルーツトリオ
バナナ&ぶどう&レモン

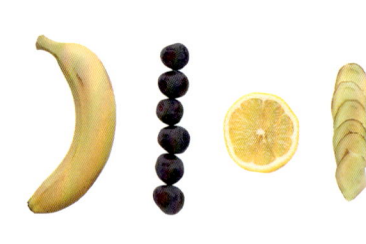

材料
バナナ……1本
ぶどう（黒色系）……100g
レモン……1/2個
しょうが（皮つき薄切り）……10g

作り方
❶ バナナをジューサーに入れて搾り、排出口から出る繊維質を別に取る。続けてぶどう、しょうがを徐々に入れて搾る。
❷ レモンをスクイーザーで搾り、バナナの繊維質とともに①のジュースに加えて混ぜ合わせる。

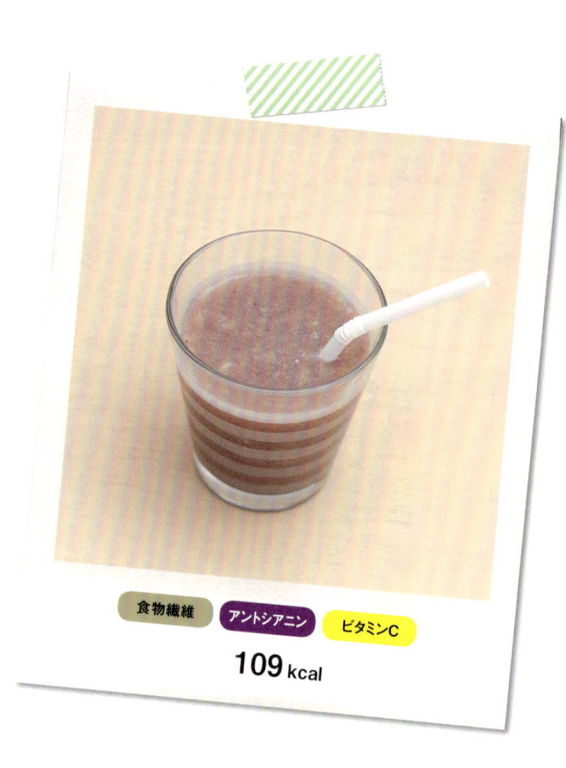

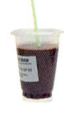

食物繊維　アントシアニン　ビタミンC

109 kcal

気を補って代謝もアップ
長いも&ぶどう&レモン

食物繊維　アントシアニン　ビタミンC

146 kcal

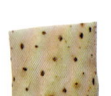

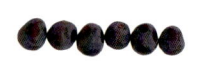

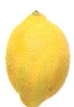

材料
長いも……150g
ぶどう（黒色系）……100g
レモン……1個

作り方
❶ 長いもをジューサーに入れて搾り、排出口から出る繊維質を別に取る。続けてぶどうを入れて搾る。
❷ レモンをスクイーザーで搾り、長いもの繊維質とともに①のジュースに加えて混ぜ合わせる。

甘い果物でエネルギー源の糖を補給したり、レモンなどで代謝を高めるクエン酸を摂るとよいでしょう。薬膳では「気」が足りないのも原因とされ、気を補う長いもが疲労回復に利用されます。

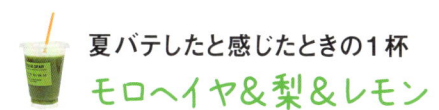

※材料の下ごしらえは14、15ページを参照。

夏バテしたと感じたときの1杯
モロヘイヤ&梨&レモン

カロテン　ビタミンC　食物繊維

133kcal

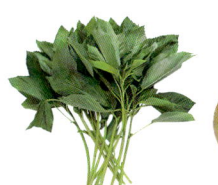

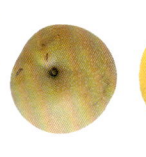

材料
モロヘイヤ（葉のみ）……50g
梨……1個　　　　レモン……1個

作り方
① モロヘイヤをジューサーに入れて搾り、排出口から出る繊維質を別に取る。続けて梨を入れて搾る。
② レモンをスクイーザーで搾り、モロヘイヤの繊維質とともに①のジュースに加えて混ぜ合わせる。

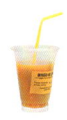

暑気あたりにすいかのジュース
すいか&パプリカ&レモン

ビタミンC　カロテン

125kcal

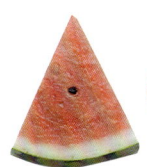

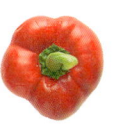

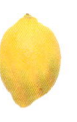

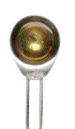

材料
すいか……200g　　パプリカ（赤）……1個
レモン……1個　　　はちみつ……大さじ1/2

作り方
① すいか、パプリカをジューサーに徐々に入れて搾る。
② レモンをスクイーザーで搾り、はちみつとともに①のジュースに加えて混ぜ合わせる。

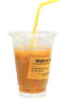

疲れ

寒い季節の疲れを解消
長いも&りんご&みかん

ビタミンC　カロテン　食物繊維

226kcal

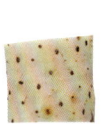

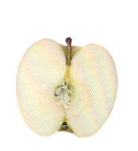

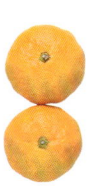

材料
長いも……150g
りんご……1/2個
みかん……2個

作り方
① 長いもをジューサーに入れて搾り、排出口から出る繊維質を別に取る。続けてりんご、みかんを徐々に入れて搾る。
② 長いもの繊維質を①のジュースに加えて混ぜ合わせる。

便秘 がちな人に

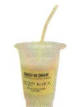

食物繊維たっぷりの組み合わせ
りんご&いちじく&レモン

食物繊維　ビタミンC

146 kcal

材料
りんご……1/2個　　いちじく……2個
レモン……1個

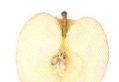

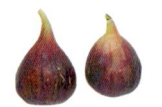

作り方
① いちじくをジューサーに入れて搾り、排出口から出る繊維質を別に取る。続けてりんごを入れて搾る。
② レモンをスクイーザーで搾り、いちじくの繊維質とともに①のジュースに加えて混ぜ合わせる。

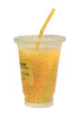

パイナップルが消化も促進
パイナップル&バナナ

食物繊維　ビタミンC

136 kcal

材料
パイナップル……小1/4個
バナナ……1本

作り方
① バナナをジューサーに入れて搾り、排出口から出る繊維質を別に取る。続けてパイナップルを搾る。
② バナナの繊維質を①のジュースに加えてよく混ぜ合わせる。

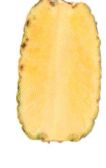

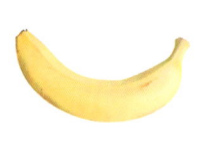

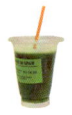

過食過飲の便秘に
ゴーヤ&パイナップル

食物繊維　ビタミンC

102 kcal

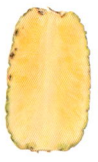

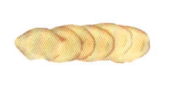

材料
ゴーヤ……1/2本
パイナップル……小1/4個
しょうが（皮つき薄切り）……10g

作り方
① ゴーヤ、パイナップル、しょうがをジューサーに徐々に入れて搾る。

食物繊維を多く含む野菜や果物を毎日しっかり摂りましょう。薬膳では食べ過ぎ、飲み過ぎで胃腸が熱をもち、便が乾燥して出にくくなるのも一因とされます。ほどよい量を心がけましょう。

※材料の下ごしらえは14、15ページを参照。

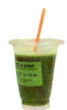

胸やけや便秘のときに
ゴーヤ&りんご&レモン

食物繊維　ビタミンC

117kcal

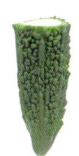

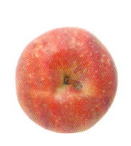

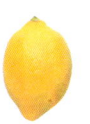

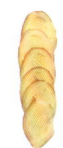

材料
ゴーヤ……1/2本
りんご……1個
レモン……1個
しょうが（皮つき薄切り）……10g

作り方
❶ゴーヤ、りんご、しょうがをジューサーに徐々に入れて搾る。
❷レモンをスクイーザーで搾り、①のジュースに加えて混ぜる。

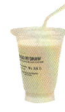

桃の繊維とごまの油脂で改善
桃&ごま&牛乳

食物繊維　カルシウム

185kcal

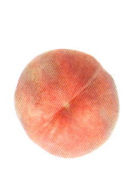

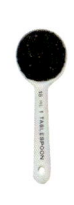

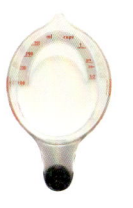

材料
桃……1個
すりごま（黒）……大さじ1
低脂肪牛乳……100㎖
※すりごまは白でもOK。

作り方
❶桃をジューサーに徐々に入れて搾る。
❷ごま、牛乳を①のジュースに加えて混ぜ合わせる。

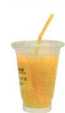

トロピカルジュースでおなかスッキリ
マンゴー&ヨーグルト

食物繊維　カルシウム

195kcal

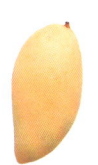

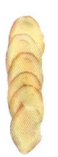

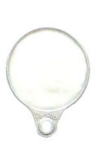

材料
マンゴー……小1個
しょうが（皮つき薄切り）……10g
低脂肪ヨーグルト……100g

作り方
❶マンゴーをジューサーに入れて搾り、排出口から出る繊維質を別に取る。続けてしょうがを入れて搾る。
❷ヨーグルト、マンゴーの繊維質を①のジュースに加えて混ぜ合わせる。

便秘

不眠 の悩みに

冷え性で眠れない人に
パプリカ&桃&牛乳

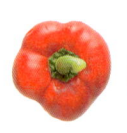

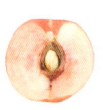

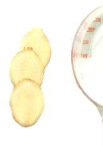

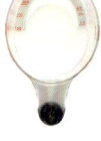

材料
パプリカ（赤）……1個
桃……1/2個
しょうが（皮つき薄切り）……5g
低脂肪牛乳……100mℓ
※牛乳は好みで温めてもよい。

作り方
❶ パプリカ、桃、しょうがをジューサーに徐々に入れて搾る。
❷ 牛乳を①のジュースに加えて混ぜる。

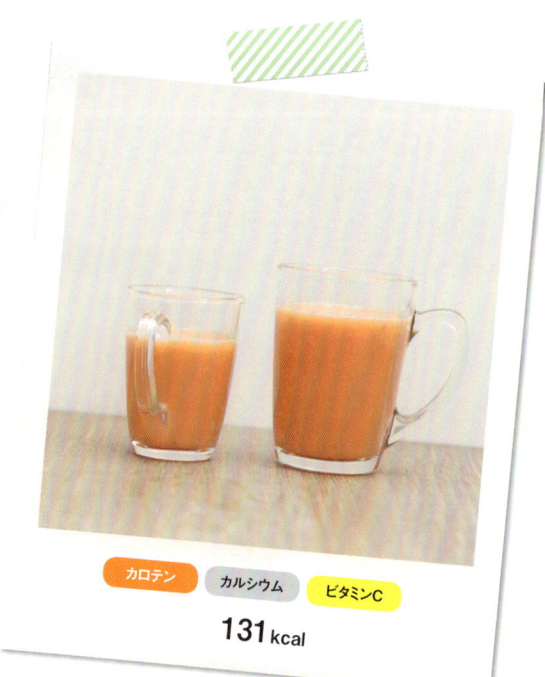

カロテン　カルシウム　ビタミンC

131kcal

小松菜とごまのカルシウムで安眠へ
小松菜&ごま&レモン

クロロフィル　カルシウム　ビタミンC

165kcal

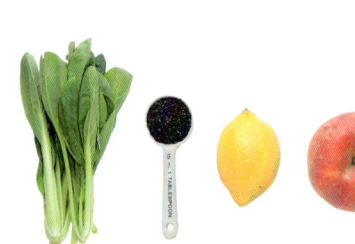

材料
小松菜……100g
すりごま（黒）……大さじ1
レモン……1個
りんご……1個
※すりごまは白でもOK。

作り方
❶ 小松菜、りんごをジューサーに徐々に入れて搾る。
❷ レモンをスクイーザーで搾り、ごまとともに①のジュースに加えて混ぜ合わせる。

小松菜や乳製品などに含まれるカルシウムの摂取が精神を安定させ、安眠の助けになります。ほてりで不眠の人は、薬膳で余分な熱を取るとされるりんご、梨などを積極的に摂りましょう。

※材料の下ごしらえは14、15ページを参照。

ぶどうで血の不足を補ってぐっすり
ぶどう&牛乳

カルシウム　アントシアニン

146kcal

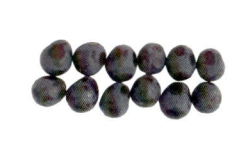

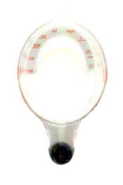

材料
ぶどう（黒色）……200g
低脂肪牛乳……100mℓ

作り方
❶ぶどうをジューサーに徐々に入れて搾る。
❷牛乳を①のジュースに加えて混ぜ合わせる。

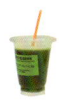

ほてりで眠れないときに
小松菜&梨&ヨーグルト

クロロフィル　カルシウム

113kcal

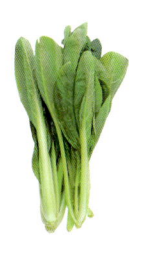

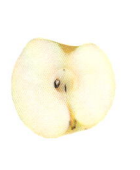

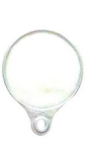

材料
小松菜……100g
梨……1/2個
低脂肪ヨーグルト……100g

作り方
❶小松菜、梨をジューサーに徐々に入れて搾る。
❷ヨーグルトを①のジュースに加えて混ぜ合わせる。

不眠

イライラにはセロリやりんごを
セロリ&りんご

ビタミンC　食物繊維

63kcal

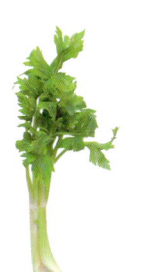

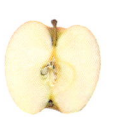

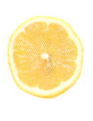

材料
セロリ……1本
りんご……1/2個
レモン……1/2個

作り方
❶セロリ、りんごをジューサーに徐々に入れて搾る。
❷レモンをスクイーザーで搾り、①のジュースに加えて混ぜる。

ストレス がたまったら

甘酸っぱい果実の香りもまるごと
オレンジ&いちご&レモン

ビタミンC　カロテン

78kcal

材料
オレンジ……小1個　　いちご……100g
レモン……1/2個

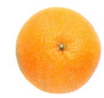

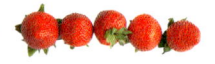

作り方
1. いちごをジューサーに入れて搾り、排出口から出る繊維質を別に取る。続けてオレンジを入れて搾る。
2. いちごの繊維質を①のジュースに加えてよく混ぜ合わせる。

香りがよくてトリプトファンも豊富
グレープフルーツ&バナナ&ヨーグルト

ビタミンC　カルシウム　食物繊維

202kcal

材料
グレープフルーツ（ルビー）……小1/2個
バナナ……1本　　低脂肪ヨーグルト……100g
はちみつ……大さじ1

作り方
1. バナナをジューサーに入れて搾り、排出口から出る繊維質を別に取る。続けてグレープフルーツを入れて搾る。
2. ヨーグルト、はちみつ、バナナの繊維質を①のジュースに加えて混ぜ合わせる。

イライラしたらセロリ入りジュース
いちご&セロリ&豆乳

ビタミンC　カルシウム

158kcal

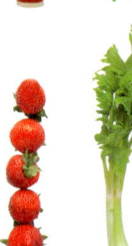

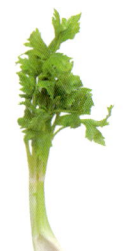

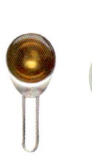

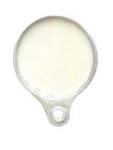

材料
いちご……100g　　セロリ……1本
はちみつ……大さじ1　　豆乳……100ml

作り方
1. いちごをジューサーに入れて搾り、排出口から出る繊維質を別に取る。続けてセロリを入れて搾る。
2. はちみつ、豆乳、いちごの繊維質を①のジュースに加えて混ぜ合わせる。

いちご、大豆製品、ヨーグルトなどに含まれるトリプトファンの摂取でリラックス効果のあるセロトニンが増します。柑橘系の香りをきかせると気分も爽快になります。

※材料の下ごしらえは14、15ページを参照。

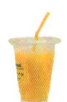

香り成分で気分が明るくなる
みかん&しょうが&ヨーグルト

ビタミンC　カルシウム

141 kcal

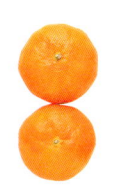

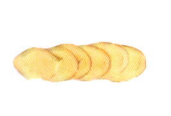

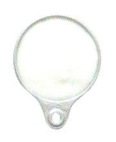

材料
みかん……2個
しょうが（皮つき薄切り）……10g
低脂肪ヨーグルト……100g

作り方
① みかん、しょうがをジューサーに徐々に入れて搾る。
② ヨーグルトを①のジュースに加えて混ぜ合わせる。

カルシウムたっぷりで気分もゆったり
小松菜&柿&きな粉

カルシウム　クロロフィル　ビタミンC

202 kcal

材料
小松菜……100g　　柿……1個
低脂肪牛乳……100mℓ　きな粉……大さじ1
※きな粉は湯少々で溶く。

作り方
① 小松菜、柿をジューサーに徐々に入れて搾る。
② 牛乳、溶いたきな粉を①のジュースに加えて混ぜ合わせる。

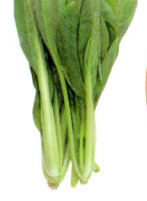

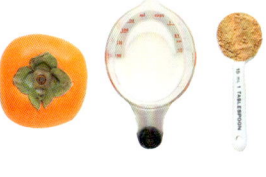

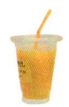

ストレス

デザート代わりに飲んでリフレッシュ
バナナ&オレンジ&ヨーグルト

カルシウム　ビタミンC　食物繊維

138 kcal

材料
バナナ……1本
オレンジ……小1個
低脂肪ヨーグルト……100g

作り方
① バナナをジューサーに入れて搾り、排出口から出る繊維質を別に取る。続けてオレンジを入れて搾る。
② ヨーグルト、バナナの繊維質を①のジュースに加えて混ぜ合わせる。

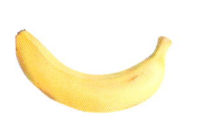

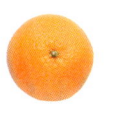

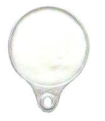

冷え でつらいときに

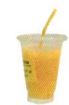

薬膳では温性のみかんをたっぷりと
みかん&しょうが

ビタミンC

211kcal

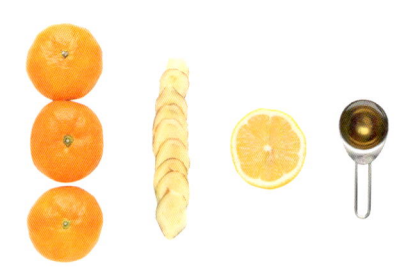

材料
みかん……3個
しょうが（皮つき薄切り）……15g
レモン……1/2個　　はちみつ……大さじ1

作り方
❶みかん、しょうがをジューサーに徐々に入れて搾る。
❷レモンをスクイーザーで搾り、はちみつとともに①のジュースに加えて混ぜ合わせる。

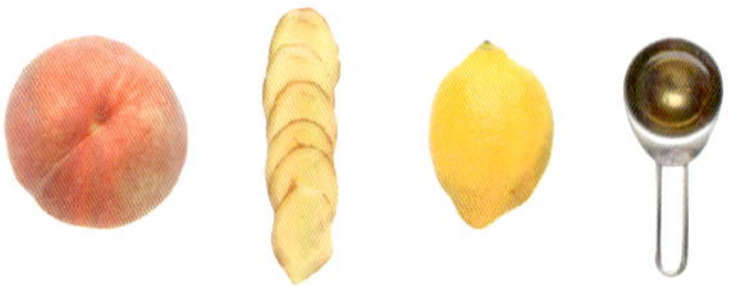

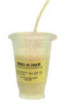

桃としょうがで体を温める
桃&しょうが&レモン

食物繊維　ビタミンC

128kcal

材料
桃……1個
しょうが（皮つき薄切り）……10g
レモン……1個　　はちみつ……大さじ1/2

作り方
❶桃、しょうがをジューサーに徐々に入れて搾る。
❷レモンをスクイーザーで搾り、はちみつとともに①のジュースに加えて混ぜ合わせる。

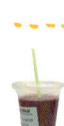

ぶどうで血を養って冷えを改善
ぶどう&レモン

アントシアニン　ビタミンC

181kcal

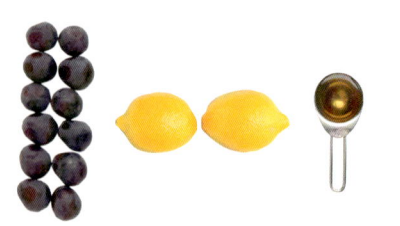

材料
ぶどう（黒色系）……200g
レモン……2個
はちみつ……大さじ1

作り方
❶ぶどうをジューサーに徐々に入れて搾る。
❷レモンをスクイーザーで搾り、はちみつとともに①のジュースに加えて混ぜ合わせる。

冷える原因には代謝ダウンによるエネルギー不足、体を温める栄養不足、暴飲暴食で胃にエネルギーをとられ体が温まらないなどがあります。思いあたる原因に合わせジュースを選びましょう。

※材料の下ごしらえは14、15ページを参照。

血の巡りをよくして冷えにくく
チンゲン菜＆ぶどう＆しょうが

カロテン　アントシアニン　ビタミンC

69kcal

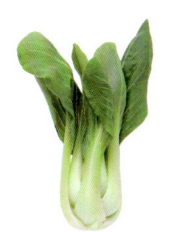

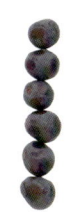

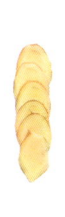

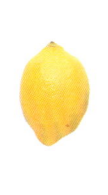

材料
チンゲン菜……100g　ぶどう（黒色系）……100g
しょうが（皮つき薄切り）……10g
レモン……1個

作り方
❶チンゲン菜、ぶどう、しょうがをジューサーに徐々に入れて搾る。
❷レモンをスクイーザーで搾り、①のジュースに加えて混ぜる。

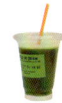

みかんとしょうがの冷え改善コンビで
チンゲン菜＆みかん＆しょうが

カロテン　ビタミンC

167kcal

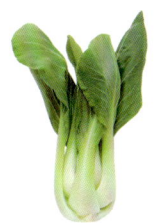

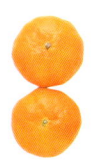

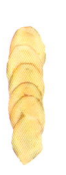

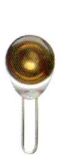

材料
チンゲン菜……100g　みかん……2個
しょうが（皮つき薄切り）……10g
はちみつ……大さじ1

作り方
❶チンゲン菜、みかん、しょうがをジューサーに徐々に入れて搾る。
❷はちみつを①のジュースに加えて混ぜる。

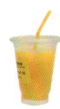

冷え

色も温かなにんじんジュース
にんじん＆りんご＆しょうが

カロテン　ビタミンC

256kcal

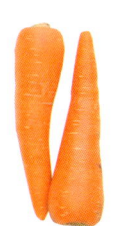

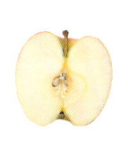

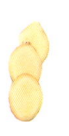

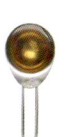

材料
にんじん……大2本　りんご……1/2個
しょうが（皮つき薄切り）……5g
はちみつ……大さじ1

作り方
❶にんじん、りんご、しょうがをジューサーに徐々に入れて搾る。
❷はちみつを①のジュースに加えて混ぜる。

肌あれ の悩みに

冬に向かっての肌あれに
柿&りんご&オイル

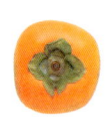

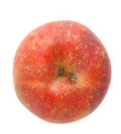

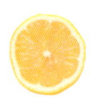

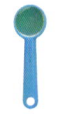

材料
柿……1個
りんご……1個
レモン……1/2個
グリーンナッツオイル……小さじ1

作り方
① 柿、りんごをジューサーに徐々に入れて搾る。
② レモンをスクイーザーで搾り、グリーンナッツオイルとともに①のジュースに加えて混ぜ合わせる。

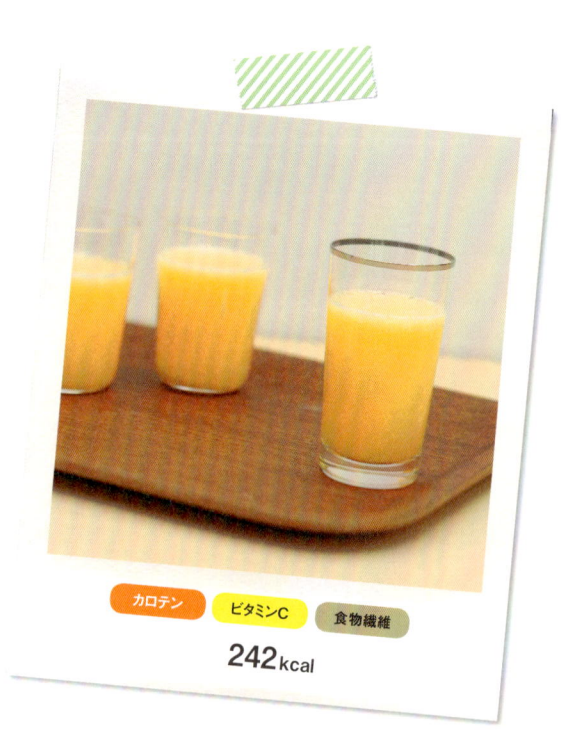

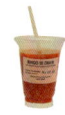

カロテン　ビタミンC　食物繊維

242kcal

美肌作りの栄養がたっぷり
パプリカ&桃&オリーブ油

カロテン　ビタミンC　食物繊維

166kcal

材料
パプリカ(赤)……1個
桃……1個
レモン……1/2個
オリーブ油……小さじ1

作り方
① パプリカ、桃をジューサーに徐々に入れて搾る。
② レモンをスクイーザーで搾り、オリーブ油とともに①のジュースに加えて混ぜ合わせる。

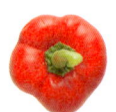

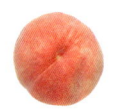

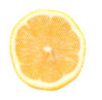

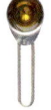

皮膚や粘膜を丈夫にするカロテン、血行改善に役立つビタミンE、コラーゲンの合成にもかかわるビタミンCが肌あれを防ぐ三大栄養素。良質なオイルを混ぜると吸収率が高まります。

※材料の下ごしらえは14、15ページを参照。

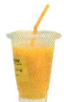

薬膳で肌を潤すきゅうりをプラス
マンゴー&きゅうり&レモン

カロテン　ビタミンC

269 kcal

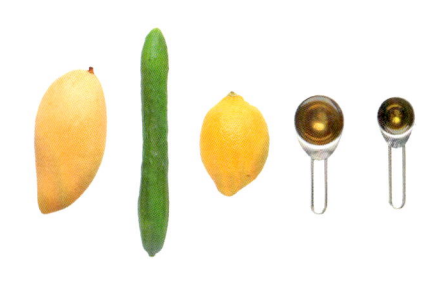

材料
マンゴー……小1個　　きゅうり……1本
レモン……1個　　　　はちみつ……大さじ1
オリーブ油……小さじ1

作り方
① マンゴーをジューサーに入れて搾り、排出口から出る繊維質を別に取る。続けてきゅうりを入れて搾る。
② レモンをスクイーザーで搾り、はちみつ、オリーブ油、マンゴーの繊維質とともに①のジュースに加えて混ぜ合わせる。

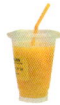

甘い香りとこくも魅力
マンゴー&レモン&はちみつ

カロテン　ビタミンC

255 kcal

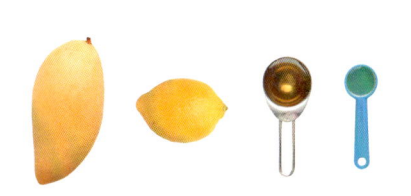

材料
マンゴー……小1個　　レモン……1個
はちみつ……大さじ1
グリーンナッツオイル……小さじ1

作り方
① マンゴーをジューサーに入れて搾る。
② レモンをスクイーザーで搾り、はちみつ、グリーンナッツオイル、排出口の繊維質とともに①のジュースに加えて混ぜ合わせる。

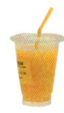

肌が潤う牛乳入りにんじんジュース
にんじん&牛乳&はちみつ

カロテン　カルシウム

291 kcal

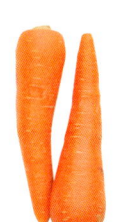

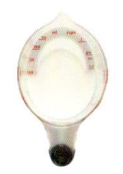

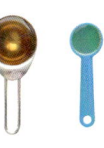

材料
にんじん……大2本　　低脂肪牛乳……100ml
はちみつ……大さじ1
グリーンナッツオイル……小さじ1

作り方
① にんじんをジューサーに徐々に入れて搾る。
② 牛乳、はちみつ、グリーンナッツオイルを①のジュースに加えて混ぜ合わせる。

肌あれ

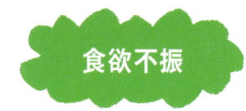

食欲不振 のときに

食欲増進の強力コンビ
長いも＆トマト

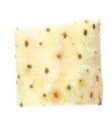

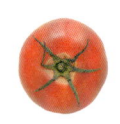

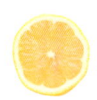

材料
長いも……150g
トマト……1個
レモン……1/2個
こしょう……少々

作り方
① 長いもをジューサーに入れて搾り、排出口から出る繊維質を別に取る。続けてトマトを入れて搾る。
② レモンをスクイーザーで搾り、長いもの繊維質とともに①のジュースに加えて混ぜ合わせ、こしょうをふる。

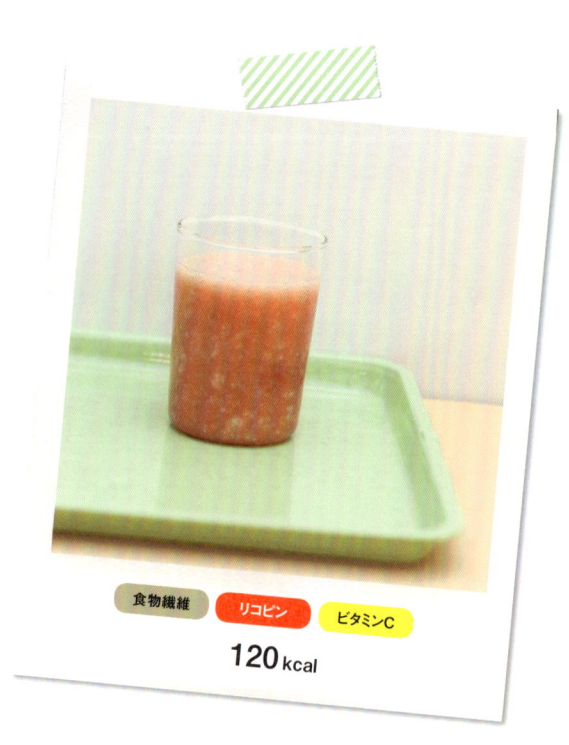

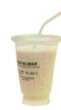

食物繊維　リコピン　ビタミンC

120kcal

桃の甘みと乳酸が食欲を刺激
桃＆ヨーグルト

カルシウム　ビタミンC　食物繊維

177kcal

材料
桃……大1個
低脂肪ヨーグルト……200g

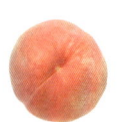

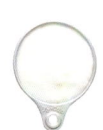

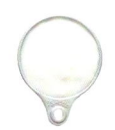

作り方
① 桃をジューサーに徐々に入れて搾る。
② ヨーグルトを①のジュースに加えて混ぜ合わせる。

食欲増進にはトマトやカリフラワー入りのジュースがおすすめ。長いもやモロヘイヤのネバネバ成分、ムチンが胃の働きを助けるのに一役買います。冷えすぎは胃腸を弱めるのでジュースは常温で。

※材料の下ごしらえは14、15ページを参照。

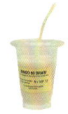

カリフラワーが胃を元気に
カリフラワー&りんご

ビタミンC　食物繊維

187kcal

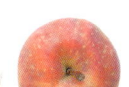

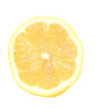

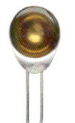

材料
カリフラワー……100g　りんご……1個
レモン……1/2個　はちみつ……大さじ1

作り方
① カリフラワー、りんごをジューサーに徐々に入れて搾る。
② レモンをスクイーザーで搾り、はちみつとともに①のジュースに加えて混ぜ合わせる。

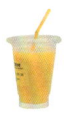

みかんの甘みと酸味でおいしく
カリフラワー&みかん

ビタミンC　カロテン

165kcal

材料
カリフラワー……200g
みかん……1個
はちみつ……大さじ1

作り方
① カリフラワー、みかんをジューサーに徐々に入れて搾る。
② はちみつを①のジュースに加えて混ぜる。

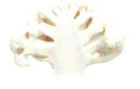

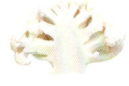

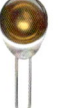

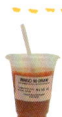

食欲不振

トマトとレモンの酸味で飲みやすい
トマト&モロヘイヤ

リコピン　カロテン　食物繊維

84kcal

材料
トマト……1個　モロヘイヤ（葉のみ）……50g
レモン……1/2個　オリーブ油……小さじ1

作り方
① モロヘイヤをジューサーに入れて搾り、排出口から出る繊維質を別に取る。続けてトマトを入れて搾る。
② レモンをスクイーザーで搾り、オリーブ油、モロヘイヤの繊維質とともに①のジュースに加えて混ぜ合わせる。

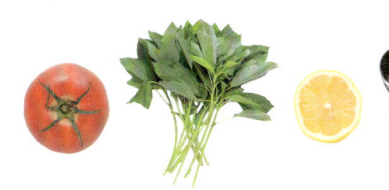

目の疲れ を感じたら

東西の目によいNo.1食材をミックス
ブルーベリー&クコ&豆乳

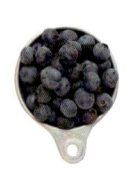

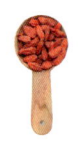

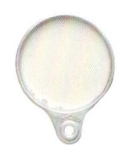

材料
ブルーベリー……100g
クコの実……大さじ1
湯……大さじ1
豆乳……100㎖

作り方
① クコの実は湯に5分ほど浸し、湯ごとジューサーに入れる。ブルーベリーも入れて搾る。
② 豆乳、排出口の繊維質を①のジュースに加えて混ぜ合わせる。
※戻したクコの実を1粒飾ってもよい。

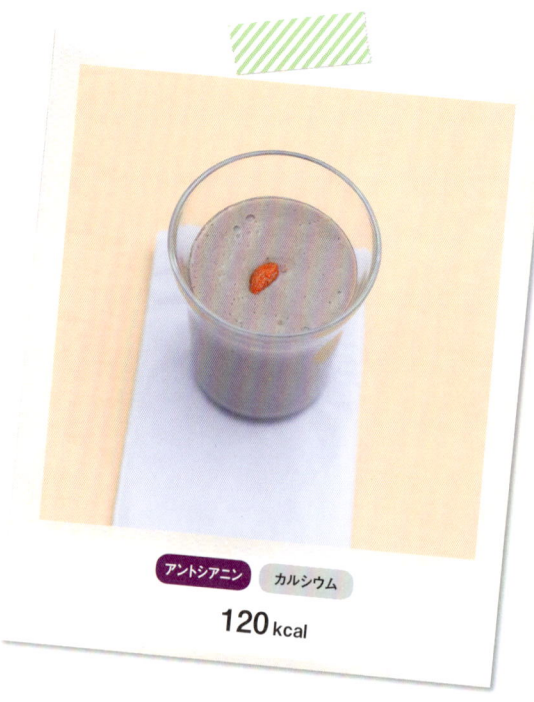

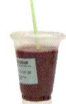

アントシアニン　カルシウム
120kcal

紫の色も鮮やか
ブルーベリー

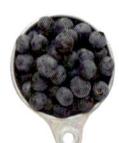

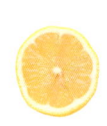

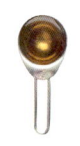

アントシアニン　ビタミンC
118kcal

材料
ブルーベリー……100g
レモン……1/2個
はちみつ……大さじ1

作り方
① ブルーベリーをジューサーに入れて搾る。
② レモンをスクイーザーで搾り、はちみつ、排出口の繊維質とともに①のジュースに加えて混ぜ合わせる。

目によい食材の代表格がブルーベリー。色素のアントシアニンが目の働きを活性化させます。カロテンを含むビタミンAも目の疲れを緩和。薬膳ではクコの実が目の老化を予防するとされます。

※材料の下ごしらえは14、15ページを参照。

目のビタミン、カロテンもいっしょに
ブルーベリー＆パプリカ

アントシアニン　カロテン　ビタミンC

73kcal

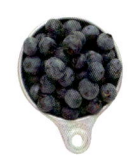

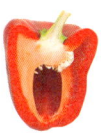

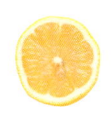

材料
ブルーベリー……100g　パプリカ（赤）……1/2個
レモン……1/2個

作り方
① ブルーベリーをジューサーに入れて搾り、排出口から出る繊維質を別に取る。続けてパプリカを入れて搾る。
② レモンをスクイーザーで搾り、ブルーベリーの繊維質とともに①のジュースに加えて混ぜ合わせる。

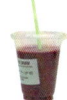

目の栄養、アントシアニンがたっぷり
ブルーベリー＆ぶどう

アントシアニン　ビタミンC

107kcal

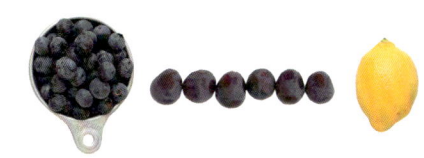

材料
ブルーベリー……100g
ぶどう（黒色系）……100g
レモン……1個

作り方
① ブルーベリーをジューサーに入れて搾り、排出口から出る繊維質を別に取る。続けてぶどうを入れて搾る。
② レモンをスクイーザーで搾り、ぶどうの繊維質とともに①のジュースに加えて混ぜ合わせる。

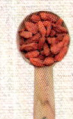

目の疲れ

---

food memo

クコの実

**薬膳でおなじみの赤い実。
小粒でも役立つ栄養が豊富に。**

中国では古くから滋養強壮の薬として重宝されてきたクコの実は、薬膳では肝や腎を補って目の働きを改善、足腰を丈夫にすると言われています。また、肺を潤してせきを鎮める作用もあるとされます。甘い風味でジュースの素材にも最適。クコの実を使うときはぬるま湯でさっと洗い、熱湯に5分ほど浸して蒸らします。そのままより、成分が抽出されて体内で吸収されやすくなります。浸したお湯もジュースに入れて、クコの実の栄養を余さず摂取しましょう。

肩凝り の緩和に

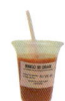

血液サラサラオイルをミックス
パプリカ&グリーンナッツオイル

カロテン　ビタミンC　ビタミンE

122 kcal

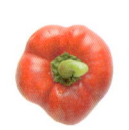

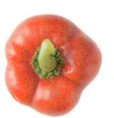

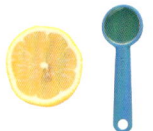

材料
パプリカ（赤）……2個　　レモン……1/2個
グリーンナッツオイル……小さじ1

作り方
1. パプリカをジューサーに徐々に入れて搾る。
2. レモンをスクイーザーで搾り、オイルとともに①のジュースに加えて混ぜ合わせる。

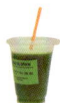

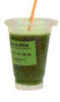

グレープフルーツも血の巡りに貢献
アボカド&グレープフルーツ

食物繊維　ビタミンC　ビタミンE

339 kcal

材料
アボカド……1個
グレープフルーツ（ルビー）……小1/2個
グリーンナッツオイル……小さじ1

作り方
1. アボカドをジューサーに入れて搾り、排出口から出る繊維質を別に取る。続けてグレープフルーツを入れて搾る。
2. グリーンナッツオイル、アボカドの繊維質を①のジュースに加えて混ぜ合わせる。

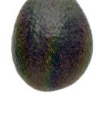

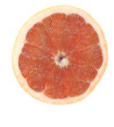

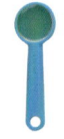

ビタミンEがたっぷり摂れる
アボカド&パプリカ&しょうが

カロテン　ビタミンE　ビタミンC

342 kcal

材料
アボカド……1個　　パプリカ（赤）……1個
しょうが（皮つき薄切り）……10g
グリーンナッツオイル……小さじ1

作り方
1. アボカドをジューサーに入れて搾り、排出口から出る繊維質を別に取る。続けてパプリカ、しょうがを入れて搾る。
2. グリーンナッツオイル、アボカドの繊維質を①のジュースに加えて混ぜ合わせる。

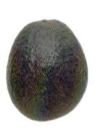

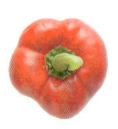

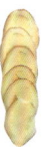

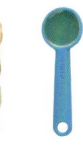

肩凝りは血行不良が主な原因。パプリカなどに含まれるビタミンEは血管の拡張作用があり、血行改善が期待できます。ビタミンEが豊富なグリーンナッツオイルもジュースにおすすめです。

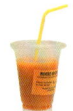

※材料の下ごしらえは14、15ページを参照。

代謝アップや温め素材も使って
マンゴー&レモン&しょうが

カロテン　ビタミンC　ビタミンE

193kcal

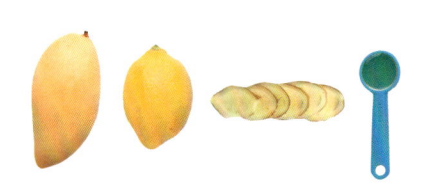

材料
マンゴー……小1個　　レモン……1個
しょうが（皮つき薄切り）……10g
グリーンナッツオイル……小さじ1

作り方
① マンゴーをジューサーに入れて搾り、排出口から出る繊維質を別に取る。続けてしょうがを入れて搾る。
② レモンをスクイーザーで搾り、グリーンナッツオイル、マンゴーの繊維質とともに①のジュースに加えて混ぜ合わせる。

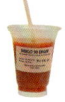

血液サラサラ効果の紫の色素もプラス
パプリカ&ブルーベリー

カロテン　アントシアニン　ビタミンE

172kcal

材料
パプリカ（赤）……1個　　ブルーベリー……100g
しょうが（皮つき薄切り）……5g
レモン……1/2個　　グリーンナッツオイル……小さじ1

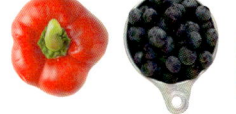

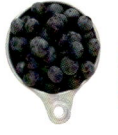

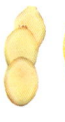

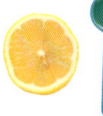

作り方
① ブルーベリーをジューサーに入れて搾り、排出口の繊維質を別に取る。続けてパプリカ、しょうがを入れて搾る。
② レモンをスクイーザーで搾り、オイル、ブルーベリーの繊維質とともに①のジュースに加えて混ぜ合わせる。

肩凝り

血の流れをよくするビーツのジュース
ビーツ&しょうが&りんご

アントシアニン　ビタミンC　食物繊維

156kcal

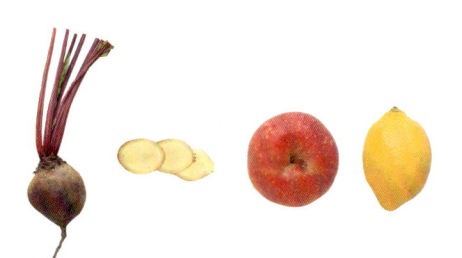

材料
ビーツ……1個
しょうが（皮つき薄切り）……5g
りんご……1個　　レモン……1個

作り方
① ビーツ、しょうが、りんごをジューサーに徐々に入れて搾る。
② レモンをスクイーザーで搾り、①のジュースに加えて混ぜる。

生酵素ジュースに欠かせない 主な素材の栄養ノート

小松菜　カルシウムと鉄が豊富な、女性に必須の青菜

栄養豊かな青菜の代表格。抗酸化作用が高いβ-カロテン、ビタミンCなどのビタミン類、食物繊維が豊富で、抗がん作用のあるグルコシノレート、グルタチオンも含む。ミネラルも豊富で、とくにカルシウムはほうれん草の3倍以上あり、鉄の含有量もほうれん草より上。骨粗鬆症や貧血、生活習慣病などの予防に有効で、皮膚や粘膜を保護し、美肌やかぜの予防にも効果的に働く。

あくが少なく、くせがないのでジュース素材に最適。1年中あるが、とくに味がよいのは冬。一度霜にあたった小松菜は甘みが増してさらにおいしい。鮮度が落ちやすいのでぬらしたキッチンペーパーなどに包み、ポリ袋に入れて冷蔵保存、早めに食べきりたい。

薬膳　平性。体を温める性質があり、優れた解毒効果をもつ。

栄養
β-カロテン当量…3100mg
ビタミンC…39mg
カルシウム…170mg
鉄…2.8mg
食物繊維…1.9g
エネルギー…14kcal

選び方　丈が短めで、葉が柔らかく、濃い緑色でつやがあるものがおすすめ。

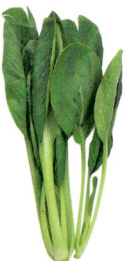

トマト　抜群の抗酸化力をもつ、緑黄色野菜の女王

ビタミンC・E、β-カロテンなどの抗酸化作用をもつビタミンや、カリウムを多く含み、がんや高血圧の予防、老化の抑制に効果を発揮する。ヨーロッパには、「トマトが赤くなると医者が青くなる」のことわざがあり、古くから健康野菜として知られている。

トマトの赤はリコピンという色素成分によるもので、β-カロテンよりも強い抗酸化作用があるとされる注目の成分。ほかにも、血糖値の上昇を抑え、疲労回復もあるクエン酸、血液をサラサラにする香り成分のピラジンなど、さまざまな機能性成分を含んでいる。真っ赤なトマトほどリコピンの含有量が多いので、ジュースには完熟のものがおすすめ。緑色の部分があるものは、室温で追熟させるとよい。

薬膳　寒性。胃の働きを正常にし、食欲を増進。のどの渇きを止める作用もある。

栄養
β-カロテン当量…540μg
ビタミンC…15mg
ビタミンE…0.9mg
カリウム…210mg
エネルギー…19kcal

選び方　皮につやと張りがあり、へたが緑でピンとしているものが鮮度もよい良品。

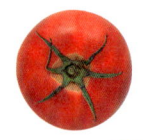

生酵素ジュースの味と栄養を支えるのは、良質で新鮮な素材の力。ここでは主な素材の栄養と効力、薬膳の効能、選び方などをご紹介。素材をよく知ることでジュース作りがもっと楽しくなります。

> **薬膳** 薬膳の効能（用語等は9～11ページを参照）を説明。
> **栄養** 食品成分表を基にした主な栄養。数値は可食部100gあたりの栄養素の量。

にんじん
β-カロテンの宝庫で生活習慣病予防に大活躍

　緑黄色野菜の代表格。「カロテン」という言葉がラテン語のにんじんに由来するだけあり、β-カロテンが非常に豊富で、中サイズのにんじん1/2本で1日の摂取目安をクリア。β-カロテンのもつ強い抗酸化力は、免疫力を高め、がんや動脈硬化などの生活習慣病予防に役立つ。ジュースにオリーブ油などを加えると、吸収率がぐんとアップ。カロテンは摂り過ぎても肝臓の働きを助けるので弊害はない。豊富な食物繊維は腸内環境を整え、カリウムとともに働いて高血圧を予防する。
　また、にんじんにはビタミンCを壊す酵素が含まれているが、この働きは酸によって抑えられるので、ジュースにはレモン汁や酢を加えるとよい。

薬膳 平性。血を養い、「肝」の働きを助け、貧血や夜盲症を予防。「脾」の働きを高め、食欲不振、下痢などに効く。

栄養 β-カロテン当量…9100μg
カリウム…270mg
食物繊維…2.5g
エネルギー…37kcal

選び方 皮が薄くつやがあるものが良質。へた部分の円が小さいものは中が柔らかい。へたから葉が伸びているものは鮮度落ち。

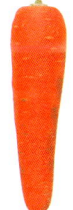

レモン
美と健康に欠かせないビタミンCがぎっしり

　レモン＝ビタミンCのイメージ通り、ビタミンCの含有量が豊富で、柑橘類の中ではトップ。ビタミンCはコラーゲンの生成を促進するので、血管を丈夫にして動脈硬化や血栓、高血圧などを防ぐうえ、なにより美肌作りに有効に働く。また、鉄の吸収を高める作用があるので、貧血予防にも効果的。
　疲労回復効果の高さも見逃せない特徴。レモンならではの酸味の素、クエン酸が代謝を高めて体内の疲労物質を分解し、疲労回復の即効薬となる。クエン酸には殺菌作用や抗酸化作用もある。さらに、レモン特有の香り成分リモネンが心身のストレスを緩和する。なお、果汁はビタミンCを壊す酵素アスコルビナーゼの働きを抑えるのに役立つ。

薬膳 平性。体内の水分バランスを調整し、口の渇きやむくみを取る。

栄養 ビタミンC…50mg
カリウム…100mg
カルシウム…7mg
エネルギー…26kcal（数値は果汁）

選び方 皮に張りとつやがあり、きれいな紡錘形をし、色むらのないものを選びたい。手に持って、見た目よりずしりと重いものは果汁が多い良品。

栄養ノート

アスパラガス
疲労回復とアンチエイジングに最適

　アミノ酸の1種であるアスパラギン酸が豊富。とくに穂先に多く含む。アスパラギン酸は新陳代謝を活発にして疲労回復や美肌作りに効果的に働く。免疫力向上作用もあり、がん予防の効果も期待されている。

　骨の健康に欠かせないビタミンK、貧血予防に有効な葉酸も豊富で、アンチエイジングにもぴったりの素材。

　しなびやすいので、ラップで包んで冷蔵庫へ。立てて入れておく方が品質を保てる。

- **薬膳** 寒性。体の熱を取ってのどの渇きを和らげる効果をもつ。
- **栄養** ビタミンK…43μg　葉酸…190μg　エネルギー…22kcal
- **選び方** 茎の太さが均一で緑が濃く、穂先が締まり、切り口の変色がないものが良品。

アボカド
栄養豊富で、クリーミーな口あたり

　果肉の柔らかさは脂質の多さによる。100g中約19gと牛ヒレ肉よりも多く、「森のバター」とも呼ばれる。脂質の大部分は、オレイン酸、リノール酸、リノレン酸などの不飽和脂肪酸。これらは、悪玉コレステロールを減らして善玉コレステロールを増やし、動脈硬化や脳梗塞を防ぐ働きをする。

　種々のビタミンやミネラルも含む。とくにビタミンEが豊富で、果物の中ではトップクラス。美肌効果も期待できる。

- **薬膳** 中国にない素材のため不明。
- **栄養** ビタミンE…3.3mg　カリウム…720mg　食物繊維…5.3g　エネルギー…187kcal
- **選び方** 皮につやと張りのあるものを。皮が緑色のうちは未熟。常温で追熟し、黒紫になったら食べ頃に。

いちご
ビタミンCの宝庫で食物繊維も豊富

　甘みと酸味のバランスがよく、香りもよいいちごは、ジュース素材にもってこいの果物。ビタミンCの宝庫で、中くらいの粒を5～6個食べれば、1日に必要な量がまかなえる。ビタミンCはコラーゲンの生成を助けて美肌作りに貢献。免疫力を高めて風邪などの感染症を予防し、ストレスを鎮める作用ももつ。

　ビタミンBの1種である葉酸も豊富で、貧血や動脈硬化の予防、老化防止にも有効とされる。

- **薬膳** 涼性。血と体液を養いながら熱を取る。血圧が高めの人に。
- **栄養** ビタミンC…62mg　葉酸…90μg　カリウム…170mg　食物繊維…1.4g　エネルギー…34kcal
- **選び方** つややかで張りがあるものを。

いちじく
豊富な食物繊維が美容と健康に貢献

　晩夏から初秋にかけて登場し、季節の移り変わりを感じさせてくれるイチジクにはカリウムが豊富。余分なナトリウムを体外に排出して高血圧の予防に効果を発揮する。水溶性食物繊維のペクチンも豊富で、動脈硬化、糖尿病などの予防に有効。腸の働きを活発にして便秘予防にも役立つ。軸を折るとにじみ出てくる白い乳液には、たんぱく質分解酵素が含まれている。薬膳ではのどの痛み、声がれ、空せきに効果的とされる。

- **薬膳** 平性。体を潤す性質があり、のどや口の渇きをいやす。
- **栄養** ビタミンE…0.4mg　カリウム…170mg　食物繊維…1.9g　エネルギー…54kcal
- **選び方** ふっくらとして皮の赤みが濃く、傷のないものを。よい香りが完熟のサイン。

オレンジ
さわやかさピカイチのジュース素材

豊富なビタミンCが風邪などの感染症を予防。β-カロテンよりも強い抗酸化力をもつとされる色素成分、β-クリプトキサンチンも豊富に含み、動脈硬化、がんなどの生活習慣病の予防や美肌作りに貢献する。酸味のクエン酸には疲労回復効果が、香り成分は気分を爽快にする働きがある。白い筋には毛細血管を強化するビタミンP、袋には整腸作用、糖尿病予防などに効くペクチンを含有。白い筋や袋もジュースに活用したい。

薬膳 涼性。体内の余分な熱を取るので発熱時に。食欲増進や気の巡りをよくする効果も。

栄養 β-カロテン当量…120μg
ビタミンC…40mg　カリウム…140mg
エネルギー…39kcal

選び方 皮がなめらかでつや、張りがあるものを。

柿
ビタミンC含有量はみかん以上

柿は昔から、「医者いらず」といわれるほど栄養価の高い果物。中でもビタミンCが豊富で、風邪予防や美肌効果が期待できる。橙色の色素成分、β-クリプトキサンチンは強力な抗がん作用をもつとされ、ビタミンCと合わせてがん予防に有効に働く。また渋み成分のタンニンにはアルコール分解作用があり、カリウムの利尿作用との相乗効果で、二日酔いを防ぐ。体を冷やすので、冷え性気味の人は摂り過ぎに要注意。

薬膳 寒性。熱を取ってのどを潤す。利尿作用もある。

栄養 β-カロテン当量…420μg
ビタミンC…70mg　カリウム…170mg
エネルギー…60kcal

選び方 皮が濃い橙色でへたの下まで色づいているものを選ぶ。

キウイフルーツ
疲労回復や美肌作りに欠かせない

100g当たりのビタミンC含有量はいちご以上。同じく抗酸化作用をもつビタミンEとの相乗効果で、がんや感染症の予防、老化の抑制、美肌作りに効果を発揮。体内の疲労物質を分解するクエン酸やリンゴ酸、血糖値の上昇を抑える水溶性食物繊維のペクチンも豊富に含む。

皮の近くにはたんぱく質分解酵素を多く含むので、皮は薄くむいてジュースに。輸入物が通年出回るが、国内産は秋が旬。

薬膳 寒性。体の余分な熱を取り、渇きをいやす。高血圧の改善効果も。

栄養 ビタミンC…69mg　ビタミンE…1.3mg
カリウム…290mg　エネルギー…53kcal

選び方 表面がきれいで、産毛がびっしりとついているものを。柔らかさを感じたら食べ頃。

キャベツ
ビタミンCの摂取源になって胃も保護

ビタミンCが豊富で、大きな葉なら2枚で1日の必要量をカバー。感染症予防やがん予防、老化の抑制に効果的に働く。キャベツ特有の栄養素、ビタミンUはキャベジンの名でも知られ、胃潰瘍や十二指腸潰瘍の予防や治療に有効とされる。出血時の血液の凝固を助けるビタミンKも多く含まれる。ビタミンKには、カルシウムの代謝を助けて骨を丈夫にする働きもあるので、骨粗鬆症の予防にも役立つ。

薬膳 平性。胃と腎の働きを助ける。

栄養 ビタミンC…41mg　ビタミンK…78μg
葉酸…78μg　食物繊維…1.8g
エネルギー…23kcal

選び方 春キャベツは葉が柔らかで巻きのゆるいもの、冬キャベツはかたく重いものを。

栄養ノート

きゅうり
利尿作用に優れ、むくみやだるさを解消

きゅうりの成分の約95％は水分。さわやかな風味が食欲を高めてくれる。体内の余分なナトリウムを排出するカリウムも多く含み、優れた利尿作用をもつ。高血圧の予防・改善や体のだるさやむくみの解消、腎臓病予防にも役立つ。

ビタミンC破壊酵素を含むので、その働きを抑えるレモン汁や酢を加えるとよい。また、香り成分のピラジンには血液サラサラ効果があるとされる。

- **薬膳** 涼性。余分な熱を取り、ほてりやのどの渇きを鎮める。皮膚を潤し美肌効果も。
- **栄養** ビタミンK…34μg　カリウム…200mg　エネルギー…14kcal
- **選び方** 全体に張りがあり、緑の濃いものを。とげがある品種は触ると痛いくらいが新鮮。

グレープフルーツ
ほどよい酸味とほろ苦さが魅力

ほかの柑橘類同様ビタミンCが多く、1個で1日の必要量を満たす。老化の抑制、がん予防、感染症の予防などに有効に働く。さわやかな酸味は疲労回復効果をもつクエン酸によるもの。特有の苦みの素はポリフェノールの1種ナリンギンで、動脈硬化や肥満を防ぐ働きがあるとされる。

ジュースには果肉の赤いルビー種がおすすめ。抗酸化作用のあるリコピンやβ-カロテンも摂取できる。

- **薬膳** 寒性。さわやかな香りが気を巡らせ、胃の機能を高める。
- **栄養** ビタミンC…36mg　カリウム…140mg　エネルギー…38kcal
- **選び方** 皮に張りがあり、実が詰まってずっしりと重いものが良質。

ゴーヤ
独特の苦みに優れた健康効果をもつ

別名にがうり。強い苦みはポリフェノールの1種で苦み成分のモモルデシンなどによるもの。食欲を刺激して夏バテを予防、強い抗酸化作用もある。ビタミン、ミネラルも多種類含む。中でもビタミンCの含有量はとくに多く、加熱しても壊れにくいという特長をもつので効率よく摂取できる。苦み成分との相乗効果でがんや生活習慣病全般の予防に効果を発揮する。瀉下作用が強いので胃腸が弱い人は摂り過ぎに注意。

- **薬膳** 寒性。ほてりを取り、夏バテを解消。利尿作用、便秘解消効果も。
- **栄養** ビタミンC…76mg　ビタミンK…41μg　カリウム…260mg　エネルギー…17kcal
- **選び方** 全体がつややかな濃緑色で、イボが細かくしっかりしたものを。

春菊・チンゲン菜
アクが少なく、生でもおいしい

春菊のβ-カロテンの含有量は小松菜以上。ビタミンB₂・C・Eやカリウム、カルシウム、鉄などのミネラル、食物繊維も豊富で生活習慣病を予防する。独特の香りの成分は胃腸の働きをよくし、のどの炎症を予防。漢方では「食べる風邪薬」とも呼ばれる。

チンゲン菜は種々のビタミンを含み、高血圧や動脈硬化、美白作りに効果的。カルシウムや鉄も豊富で骨粗鬆症や貧血を予防。

- **薬膳** 平性。気の巡りをよくしてストレスを緩和、胃腸の強化にも。
- **栄養** β-カロテン当量…4500μg　ビタミンE…1.7mg　カルシウム…120mg　エネルギー…22kcal（数値は春菊）
- **選び方** ジュースには葉が小さめで、切れ込みが細かく、柔らかいものを。

しょうが
辛み成分が風邪や冷え症の特効薬に

独特の香りや辛みにより、薬膳では高麗人参と肩を並べるほど薬効豊かとされる。主成分のジンゲロールは加熱によってショウガオールに変わるが、どちらも血行をよくしたり、発汗を促したりする働きをもつ。また抗菌・抗酸化作用が認められ、抗がん食品としても注目されている。さわやかな香りの成分が胃液の分泌を促し、食欲増進に効果的に働く。摂り過ぎると発汗が多くなりすぎて体を冷やすので注意。

薬膳	温性。体をすばやく温め、発汗を促す。風邪の諸症状も緩和する。
栄養	カリウム…270mg　マンガン…5.01mg　食物繊維…2.1g　エネルギー…11kcal
選び方	ふっくらとして皮につやがあり、乾きすぎていないものを。

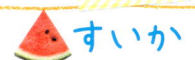

すいか
熱中症気味のときにおすすめの素材

成分の90%が水分で、夏の水分補給や暑気払いにもってこい。カリウムを含むので利尿作用があり、むくみ、二日酔いを防ぐ働きもある。

果肉が赤いものにはリコピン、黄色のものにはβ-カロテンが含まれ、それぞれの抗酸化力で、がんや動脈硬化などを予防する。

また、果肉と外皮との間の白皮にはアミノ酸の1種のシトルリンという成分を含み、疲労回復効果が期待できる。

薬膳	寒性。体の熱を取り、のどの渇きをいやし、イライラを鎮める。
栄養	β-カロテン当量…830μg　ビタミンC…10mg　カリウム…120mg　エネルギー…37kcal
選び方	縞模様がはっきりとしたものを。

セロリ
独特の香りが精神安定剤代わりに

栄養成分で注目されるのは香り成分のアピイン。神経系統に働いてイライラを鎮める作用があり、さわやかな香りは胃液の分泌を促し、食欲アップに効果的に働く。

またカリウムが豊富で、高血圧の予防、利尿作用による腎臓病の予防にも役立つ。食物繊維も比較的多く含まれ、血糖値の上昇を抑える。

緑色の葉にはβ-カロテンが含まれるので、ジュースには葉ごと利用する。

薬膳	涼性。頭痛や不眠を解消し、ストレスからくる不安や緊張を緩和。
栄養	カリウム…410mg　食物繊維…1.5g　エネルギー…15kcal
選び方	葉がいきいきと鮮やかな緑色、茎は太く筋がくっきりしたものを。

とうもろこし
豊富な食物繊維が腸を掃除する

胚芽の部分にビタミンB_1・B_2・Eなどのビタミン類、カリウム、リンなどのミネラルを含む。たんぱく質も含み、構成成分であるアミノ酸には疲労回復に効くアスパラギン酸、脳を活性化するグルタミン酸などを含む。

薬膳では利尿効果からむくみの改善に利用される。粒の皮には水に溶けない不溶性の食物繊維が豊富で、便秘を予防して大腸がん予防に効果があるとされる。ジュースには新鮮なものを生のまま使う。

薬膳	平性。胃の機能を高め、体内の余分な水分を取る。
栄養	カリウム…290mg　食物繊維…3g　エネルギー…92kcal
選び方	ひげの本数は実の数と同じなので、ひげが多いほど実が多い。

栄養ノート

長いも
豊富な消化酵素が消化を助ける

長いもは、古くから中国で滋養強壮に有効な漢方薬として利用されてきた素材。アミラーゼ、ジアスターゼなどの消化酵素を大量に含み、ご飯など、でんぷんを多く含む食品の消化を助け、胃もたれを防ぐ。特有の粘りは食物繊維とたんぱく質が結合したムチンという成分で、胃の粘膜を保護して潰瘍を防ぐ。また血糖値上昇を抑えて糖尿病を予防、余分なコレステロールを排出し、動脈硬化予防にも有効に働く。

薬膳 平性。滋養強壮作用をもち、肺や胃腸を丈夫にする。

栄養 カリウム…430mg　食物繊維…1g
エネルギー…66kcal

選び方 ずっしり重く、表面がなめらかなものを。ひげ根が伸びたものは避ける。

梨
さわやかな甘みに疲労回復効果あり

成分のほとんどは水分だが、甘みの素の果糖や酸味のクエン酸、リンゴ酸などを豊富に含み、優れた疲労回復効果を発揮する。カリウムも多く、高血圧の予防に効果的。甘みに含まれるソルビトールという成分には便秘を解消し、腸内環境を整える働きもある。
梨特有のシャリシャリした食感は、リグニンなど食物繊維によるもので、これにも便秘解消効果がある。体を冷やすので食べ過ぎには注意。

薬膳 涼性。肺を潤してせきやたんを鎮める。二日酔いにも効果的。

栄養 カリウム…140mg　食物繊維…0.9g
エネルギー…43kcal

選び方 均整のとれた形で、皮に色むらがないものを。皮がなめらかになったら食べ頃。

パイナップル
たっぷりの甘酸っぱい果汁が魅力

疲労回復のビタミンといわれるビタミンB₁を含み、酸味成分クエン酸との相乗効果で疲れたときの素材としてもおすすめ。たんぱく質分解酵素のブロメラインも豊富で、肉類の消化を助けて胃もたれや胸やけを予防する。
未熟なものは消化不良を起こすこともあるので、ジュースには完熟したものを。完熟後は冷蔵庫の野菜室で逆さに立てて保存しておくと、甘みが全体に回る。

薬膳 平性。体の熱を取り、気力を高める。熱中症予防、夏バテ解消にも。

栄養 ビタミンB₁…0.08mg　ビタミンC…27mg
カリウム…150mg　エネルギー…51kcal

選び方 全体に重みがあり、下ぶくれのものを選ぶ。実の下部が黄色に変わったら完熟した印。

はちみつ
どんな素材もまろやかにまとめる

甘さの主成分は果糖とブドウ糖。すばやく体内に吸収され、疲労回復の即効薬として働く。腸内の善玉菌のえさとなるオリゴ糖も含み、便秘や下痢の解消に役立ち、老化やがんの予防にも効果を発揮する。ミネラルも多種類含み、美容にも効果的。お湯で溶かして飲めば、のどの痛みやせきを和らげるとされる。ジュースに加えるとくせのある素材もまろやかで豊かな味に。大さじ1杯62kcalと高エネルギーなので使い過ぎに注意。

薬膳 平性。肺を潤してせき、息切れ、皮膚の乾燥を防ぐ。

栄養 炭水化物…79.7g　鉄…0.8mg
エネルギー…294kcal

選び方 混ざり物のない純度100%のものを選びたい。木に咲く花のものがおすすめ。

バナナ
数々の健康効果をもつ栄養優等生

　種々の栄養をバランスよく含み、中でも炭水化物の量は果物中で群を抜く。しかもでんぷん、果糖、ブドウ糖、ショ糖で構成され、それぞれ吸収速度が違うので即効性、持続性を兼備した便利なエネルギー源となる。ビタミンC・B_6も含有し、老化や動脈硬化予防に効果的。また、高血圧予防に役立つカリウム、腸内環境を整える食物繊維ペクチンやオリゴ糖も含む。

薬膳 寒性。肺を潤し、慢性的な空せきに効く。二日酔い解消にも効果的。

栄養 炭水化物…22.5g　ビタミンB_6…0.38mg
　　　カリウム…360mg　エネルギー…86kcal

選び方 軸のつけ根が太く全体に黄色いものが良質。シュガースポット(茶色い斑点)が出たら完熟のサイン。

パプリカ(赤)
アンチエイジングの強力な味方

　パプリカはピーマンの大型種で、甘みがあり、熟すにつれて緑、黄、オレンジと色が変わって栄養価もアップ。完熟すると赤になる。
　ビタミンC・E、β-カロテンなどの含有量はピーマン以上で、その強い抗酸化力でがんや動脈硬化の予防、老化の抑制、皮膚や粘膜の保護に効果を発揮する。熟した赤パプリカには色素成分のカプサンチンも加わり、より強い抗酸化作用が期待できる。

薬膳 平性。血流をよくし、風邪予防や肌の健康に有効。

栄養 β-カロテン当量…1100μg
　　　ビタミンC…170mg　ビタミンE…4.3mg
　　　エネルギー…30kcal(数値は赤ピーマン)

選び方 表面に色むらがなく、つやと張りがあり、切り口が新鮮なものを。

ピーマン
豊富なビタミン類が健康をサポート

　「抗酸化ビタミントリオ」といわれるβ-カロテン、ビタミンC・Eを多く含み、疲労回復やがん予防、老化の抑制に役立つ。ビタミンCはコラーゲンの生成を促すので、美肌効果も期待できる。
　特有の青臭いにおいの素は、ピラジンという香り成分。血液の老廃物を除いて血栓を防ぐのに有効で、動脈硬化や心筋梗塞を予防する働きをもつ。β-カロテン、ビタミンEともに油に溶ける脂溶性ビタミンなので、ジュースの仕上げにオリーブ油を加えるのもおすすめ。

薬膳 平性。血流をよくし、風邪予防や肌の健康に効果的。

栄養 β-カロテン当量…400μg
　　　ビタミンC…76mg　エネルギー…22kcal

選び方 皮につやと張りがあり、肉厚のものを。

ぶどう
甘くてジューシーな疲労回復の特効薬

　主成分は甘さの素のブドウ糖と果糖。体内ですばやくエネルギーに変わるので、即効性の疲労回復効果をもつ。
　ぶどうの皮や種の赤い色は、ポリフェノールの1種のアントシアニン系色素によるもの。ポリフェノールのもつ抗酸化作用は活性酸素による細胞の酸化を防ぎ、生活習慣病全般の予防に効果的に働く。ジュースには黒色系を。皮ごと利用するので、より多くの抗酸化作用を期待できる。

薬膳 平性。水分の代謝を促し、のどの渇きの緩和、むくみの改善によいとされる。

栄養 カリウム…130mg　エネルギー…59kcal

選び方 実の表面に白い粉がふき、粒のつき方が密なものが良品。軸が緑のものは鮮度もよい。

栄養ノート

ブルーベリー・ラズベリー
アントシアニンが目の健康をキープ

ブルーベリーは眼精疲労や視力の低下予防に有効なアントシアニンが豊富。アントシアニンはブルーベリーの紫の色素成分で、ポリフェノールの1種。目にいいだけでなく、強い抗酸化作用があり、ビタミンEとの複合力でがんや動脈硬化の予防、老化の抑制に有効に働く。

ラズベリーにはアントシアニンのほか、ビタミンC、葉酸、カリウムなどが豊富。酸味成分のエラグ酸には抗がん・美白作用も。

- **薬膳** 平性。目の疲れを取り、視力を守る。
- **栄養** ビタミンE…1.7mg　食物繊維…3.3g
  エネルギー…49kcal
  （数値はブルーベリー）
- **選び方** 大粒で平たいものが甘みも酸味も濃厚。表面の白い粉は新鮮さの証。

ブロッコリー
栄養豊かな緑黄色野菜の代表格

β-カロテン、ビタミンB群・C・Eなど種々のビタミンを含み、がん予防や老化の抑制に効果がある。とくにビタミンCの含有量は抜群で、風邪などの感染症予防や美肌作りに有効。カリウム、鉄、カルシウムなどのミネラルも多い。抗がん作用のあるスルフォラファン、胃潰瘍の予防効果があるとされるビタミンUなど機能性成分も豊富。鮮度落ちが早く、栄養価も下がるので、新鮮なうちに使いきりたい。

- **薬膳** 平性。腎機能を高め、胃腸を丈夫にする。
- **栄養** ビタミンC…120mg　ビタミンE…2.4mg
  食物繊維…4.4g　エネルギー…33kcal
- **選び方** つぼみが濃い緑色で粒が細かく、こんもり盛り上がったものを。茎に空洞があるものは避ける。

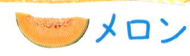

みかん
風邪の季節に必須のビタミンC源

ビタミンCが豊富で、中サイズ3～4個で1日の摂取目安に届く。強い抗酸化力をもつとされるβ-クリプトキサンチンが非常に多く、苦み成分リモネンも含む。これらとビタミンC・Eとの複合作用でがんや動脈硬化、心臓病の予防などに効果を発揮する。皮には薬膳の効能、白い筋には毛細血管強化のビタミンP、袋には食物繊維ペクチンが含まれるので、ジュースにはまるごと利用したい。

- **薬膳** 温性。皮の成分に気の巡りをよくし、食欲不振解消の働きがある。
- **栄養** β-カロテン当量…1000μg
  ビタミンC…32mg　カリウム…150mg
  エネルギー…46kcal
- **選び方** 皮が薄くて濃いオレンジ色のものを。皮と実の間に隙間がないものが美味。

メロン
豊かな甘みですばやく疲労を回復

体内で素早く吸収されてエネルギーに変わる果糖、ショ糖、ブドウ糖などの甘み成分を含むので、夏バテ解消の即効薬に。ビタミンCやクエン酸も含み、疲労回復にも効果を発揮する。余分なナトリウムを排出するカリウムも豊富に含まれ、むくみや高血圧の予防に有効に働く。

ジュースには抗酸化作用のあるβ-カロテンが豊富な赤色系のものを。

- **薬膳** 寒性。熱を取り、のどの渇きをおさめる。イライラ解消効果も。
- **栄養** ビタミンC…25mg　カリウム…350mg
  エネルギー…42kcal
- **選び方** 網メロンは、網目がきれいでつるが細く枯れたものが完熟で甘い。網のないものは傷のないつやのあるものを。

🍑 桃
胃腸の働きを助け、食物繊維も豊富

胃腸を冷やさない、おなかにやさしい果物。乳幼児や胃腸の弱い人、お年寄りまで安心して食べられる。甘さから想像するほどエネルギーは高くなく、100g当たりで40kcalとダイエット中でも安心。食物繊維のペクチンを含み、高脂血症の予防、便秘の解消や大腸がんの予防に有効に働く。皮の近くには、ポリフェノールの1種で強い抗酸化力をもつカテキンが含まれ、がん予防や老化抑制に効果を発揮する。

- **薬膳** 温性。胃腸の機能を助けて血の巡りをよくする。
- **栄養** カリウム…180mg　食物繊維…1.3g　エネルギー…40kcal
- **選び方** 実に傷がなく産毛が密に生えているもの、へたのくぼみまで色づいたものを選ぶ。

ヨーグルト（低脂肪）
乳酸菌が腸の調子を整える

原材料の牛乳に由来するたんぱく質やカルシウムが豊富。加えて乳酸菌の発酵パワーが健康に貢献する。乳酸菌は腸内の善玉菌を増やし、悪玉菌を減らして腸内環境を整え、老化の抑制、便秘予防などに効果を発揮。また、乳酸菌によってたんぱく質の一部はアミノ酸やペプチドに分解され、消化吸収されやすくなる。カルシウムも吸収がよくなり、骨粗鬆症予防に有効に働く。ジュースには無糖で低脂肪のものを使いたい。

- **薬膳** 涼性。胃腸を潤し、整腸作用、便秘解消効果もある。乾燥肌の改善にも役立つとされる。
- **栄養** たんぱく質…3.6g　カルシウム…120mg　エネルギー…46kcal
- **選び方** 製造年月日の新しいものを選ぶ。

🍎 りんご
多種の機能性成分が健康をサポート

高血圧の予防に有効なカリウム、糖尿病予防や便秘の予防に役立つ水溶性食物繊維のペクチン、さらには抗酸化作用があり、疲労回復にも効果的なクエン酸、リンゴ酸、酒石酸などの機能性成分を含む。白い実にはケラセチン、赤い皮にはアントシアニンといった強い抗酸化力のあるポリフェノールも含まれる。甘酸のバランスがよく、どんな素材とも相性がよいのでジュースの味の調整役としても欠かせない。

- **薬膳** 涼性。体の余分な熱を除き、のどを潤す。二日酔いにも効く。
- **栄養** カリウム…110mg　食物繊維…1.5g　エネルギー…54kcal
- **選び方** 実が締まって皮に張りとつやがあり、むらなく色づいたものを選ぶ。

れんこん
胃腸に優しく、風邪の諸症状も緩和

コラーゲンを生成して皮膚や血管を強化、美肌作りにも貢献するビタミンCを豊富に含む。れんこんのビタミンCはでんぷんで守られているために加熱しても失われにくく、効率よく摂取できるのが特長。

切ったときに糸を引く物質は、糖とたんぱく質が結合したムチン。胃や腸の粘膜を保護して消化を助け、胃炎や胃潰瘍を予防。風邪予防、スタミナ強化にも役立つ。

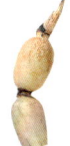

- **薬膳** 寒性。余分な熱を取り、体を潤し、のどの痛みやせき、たんを緩和。
- **栄養** ビタミンC…48mg　カリウム…440mg　食物繊維…2g　エネルギー…66kcal
- **選び方** 皮に張りがあり、長くまっすぐな円筒形のものを。切り口が黒ずんだものは×。

栄養ノート

生酵素ジュースを作る
クビンス　サイレントジューサー

この本で紹介するジュースはすべて「クビンス　サイレントジューサー」で作っています。このジューサーで作ることにより、素材のもつ酵素や栄養をまるごとジュースに生かすことができます。また、使い勝手にも優れ、扱いやすいので毎日手軽にジュースを作れます。

サイレントジューサーの特長

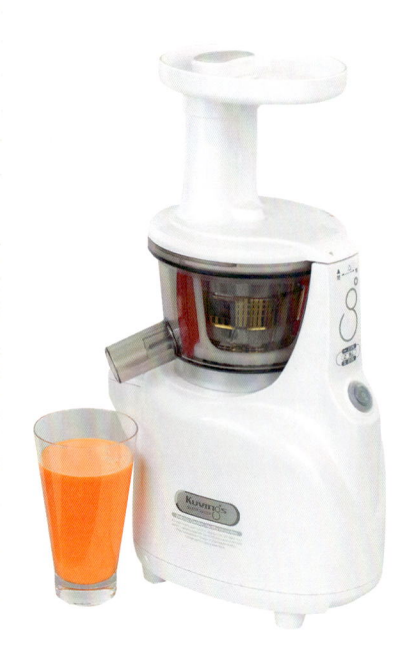

**1　栄養素や酵素が壊れにくい
　　石臼式低速圧搾**

刃物で粉砕するのではなく、押して搾る石臼式低速ジューサーなので、素材のもつ酵素や栄養素をフルに摂取できます。ここが、従来型の高速ジューサーと大きく違う特長です。高速ジューサーは食材を刃物で粉砕しながら高速回転してジュースを作ります。そのため、摩擦熱を発生したり、空気を多く含んでしまい、栄養素や酵素が破壊されたり、酸化しやすくなります。「クビンス　サイレントジューサー」は、刃物を使わない低速圧搾方式の採用でその問題をクリア。野菜、果物の摩擦や熱に弱い酵素やビタミン、ミネラル、また抗酸化作用で注目されている色素や香り、味成分のフィトケミカルまで、しっかり摂ることができます。

2　いつでも気がねなく作れる静音設計

使用中の騒音や震動が少なくて、静か。早朝や夜間など、音が気になる時間帯でも気がねなくジュースを作ることができます。

3　お手入れ簡単で毎日手軽に

ストレーナーやスクリューが簡単に取り外せ、シンクで手軽に洗えるのでお手入れ簡単。ジューサーのネックとされた清潔性の維持や洗浄の問題を解消。毎日のジュース作りが手軽にできます。

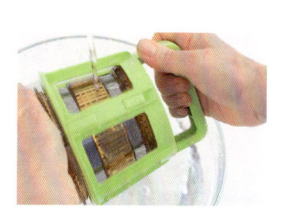

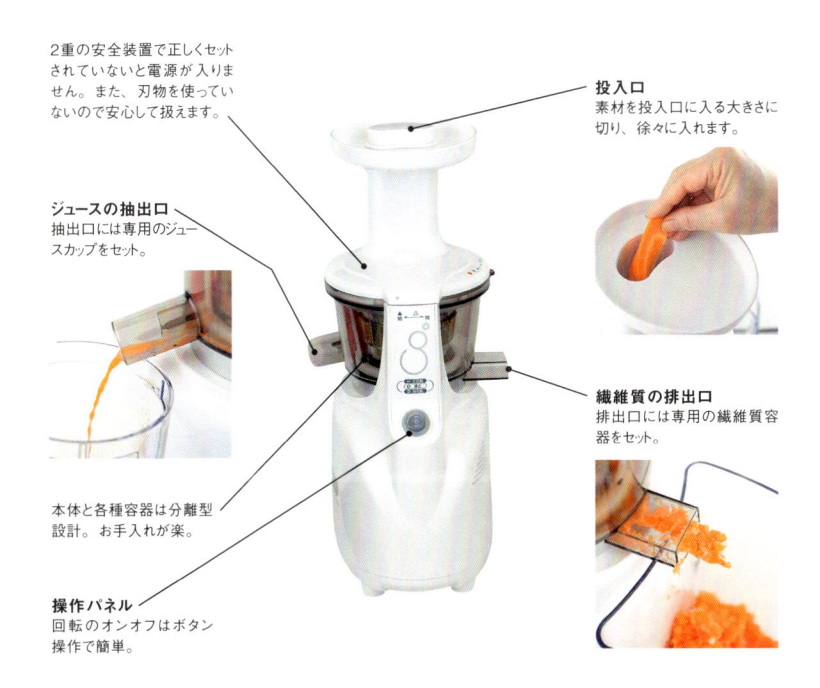

2重の安全装置で正しくセットされていないと電源が入りません。また、刃物を使っていないので安心して扱えます。

投入口
素材を投入口に入る大きさに切り、徐々に入れます。

ジュースの抽出口
抽出口には専用のジュースカップをセット。

繊維質の排出口
排出口には専用の繊維質容器をセット。

本体と各種容器は分離型設計。お手入れが楽。

操作パネル
回転のオンオフはボタン操作で簡単。

搾汁と搾りかすを分離して飲みやすく

野菜や果物を圧搾する際に、搾汁と搾りかすや不溶性繊維質を分離。搾汁は抽出口から、搾りかすや繊維質は排出口から分けて出します。有用な不溶性繊維質はジュースに加えることができ、味わいや風味の妨げになる搾りかすは除けるのでおいしく、飲みやすいジュースになります。

特許スクリューで刃物の使用なし

特許技術のスクリューにより、刃物を使わずに圧搾。野菜や果物の搾汁量がアップ、栄養素や酵素の破壊も最小限にとどめます。また、ジュースの分離減少が起こりにくく、色や味が変わりにくいジュースを作ることができます。

クビンス　サイレントジューサーのお問い合わせ先

㈱NUC JAPAN

〒104-0043　東京都中央区湊1-6-2サンエスティビル3階
☎ 03-5542-0620　　fax 03-5542-0627
http://www.kuvings.jp

index 索引

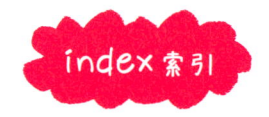

<あ>

アスパラガス	58 60 100
アボカド	52 96 100
甘酒	36 36 37
アロエ	59 60
いちご	33 44 46 50 74 77 79 86 86 100
いちじく	35 37 82 100
オリーブ油	90
オレンジ	20 24 25 51 52 56 86 87 101

<か>

柿	21 46 47 75 87 90 101
かぼす	51
カリフラワー	93
キウイフルーツ	46 74 101
きな粉	47 64 65 73 87
キャベツ	35 38 60 61 71 101
きゅうり	23 34 37 91 102
牛乳（低脂肪）	46 50 51 77 83 84 85 91
クコの実	64 77 94 95
グリーンナッツオイル	52 53 90 96
クレソン	60 79
グレープフルーツ（ルビー）	21 24 25 32 33 34 52 56 86 96 102
ゴーヤ	82 83 102
小松菜	18 19 34 38 48 50 51 65 72 73 84 85 87 88
ごま	72 73 83 84

<さ>

ざくろ	76 77

サニーレタス	78
しそ	64
春菊	48 78 102
しょうが	74 75 87 88 89 96 97 103
白キクラゲ	50 51
すいか	21 22 33 37 62 81 103
ゼラチン	61
セロリ	20 23 34 36 53 61 71 85 86 103

<た>

チンゲン菜	55 57 64 65 73 79 89 102
冬瓜	49 49 49 62
とうもろこし（生）	39 42 62 63 103
豆乳	35 35 47 48 63 64 65 72 86 94
トマト	22 23 32 34 39 45 49 52 56 60 61 70 71 78 92 93 98

<な>

長いも	38 80 81 92 104
梨	19 24 32 34 57 61 70 74 75 76 81 85 104
にんじん	20 21 38 39 43 48 48 53 59 61 65 75 77 79 89 91 99

<は>

パイナップル	35 37 44 82 82 104
はちみつ	33 91 104
バナナ	47 80 82 86 87 105
パパイア	72 72 73

110

※赤字はジュース名の最初にその素材名があるもの、黒字はジュース名の2・3番目に素材名があるもの、青字は「主な素材の栄養ノート」掲載ページ、緑字はcolumnの掲載ページ

パプリカ(赤)	44	51	52	53	54	55
	57	74	81	84	90	95
	96	96	97	105		
ビーツ	97					
ピーマン	23	65	105			
ぶどう(黒色系)	44	45	79	80	85	88
	89	95	105			
プラム(生)	36					
ブルーベリー	42	44	45	71	94	95
	97	106				
ブロッコリー	31	38	43	46	52	53
	64	70	106			
<ま>						
マンゴー	19	44	51	73	83	91
	97					
みかん	25	33	37	39	75	81
	87	88	89	93	106	
メロン(赤肉系)	48	63	76	106		
桃	18	25	32	45	49	62
	71	83	84	88	90	92
	107					
モロヘイヤ	81	93				
<や>						
ヨーグルト	34	36	50	51	71	73
(低脂肪)	76	83	85	86	87	92
	107					
<ら>						
ラズベリー	73	76	106			
りんご	18	20	24	25	30	34
	36	37	38	39	43	46
	48	48	50	52	54	57
	58	60	64	65	70	72
	74	77	78	79	81	82
	83	85	89	90	93	97
	107					

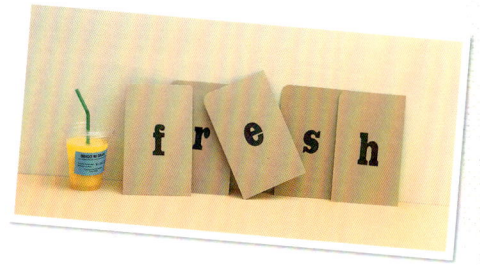

ルッコラ	78					
レモン	21	22	30	31	32	33
	44	45	48	53	54	56
	57	58	60	61	62	63
	70	71	74	75	80	81
	82	83	84	86	88	91
	97	99				
れんこん	57	107				

■栄養・その他

アンチエイジング	66	アントシアニン	6
カルシウム	8	カロテン	6
皮の栄養	45	クロロフィル	7
コレステロール	70	ジュースでパック	56
食物繊維	8	トリプトファン	47
生酵素	4	ビタミンE	7
ビタミンC	7	むくみ	63
薬膳	9〜11	40〜41	
夜遅くはNGの食材	39	リコピン	6

参考文献

『手づくりしぼりたて生ジュース』
(植木もも子著／新星出版社)
『薬膳・漢方食材&食べ合わせ手帖』
(喩静、植木もも子監修／西東社)
『今あるがんに勝つジュース』
(済陽高穂監修／新星出版社)
『食品成分表2012』(女子栄養大学出版部)
『旬の野菜の栄養事典』
(吉田企世子監修／エクスナレッジ)
『「酵素」が病気にならない体をつくる!』
(鶴見隆史著／青春出版社)

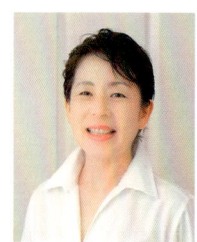

植木もも子（うえきももこ）
料理研究家・管理栄養士・国際中医薬膳管理士・国際中医師

「毎日の食事が健康を作る」をモットーに、料理教室や雑誌、書籍などでおいしい料理を発信中。雑穀や中医栄養学にも造詣が深い。
主な著書に『ひとり暮らしのおかずになるスープ101品』
『朝つくらないお弁当の手帖』『おいしい煮物ひとり分』
『毎日つくらないおかずの手帖』
『具材に注ぐだけ！　お弁当カップスープ』
『からだにおいしい！　甘酒スイーツ＆ドリンク』（共に弊社刊）など。
http://peachtreekitchen.jp/

スタッフ

撮影	中川真理子
スタイリング	大沢早苗
装丁・デザイン	大森由美（ニコ）
編集	宮下佳子
編集協力	松長貴子　松井育子

撮影協力

株式会社 NUC JAPAN
☎ 03-5542-0620
http://www.kuvings.jp

アルク・インターナショナル・ジャパン株式会社
（アルコロック　P 18、19、80）
☎ 03-5725-4436

cuoca（クオカ）
☎ 0120-863-639
http://www.cuoca.com

石臼式サイレントジューサーで
やせ体質と美肌をサポート！

マイナス10歳ボディを作る
まいにち魔法の生酵素ジュース

平成24年11月20日　初版発行

著　者	植木もも子
編集人	井上祐彦
発行人	穂谷竹俊
発行所	株式会社日東書院本社
	〒160-0022
	東京都新宿区新宿 2-15-14 辰巳ビル
	☎ 03-5360-7522（代表）
	FAX 03-5360-8951（販売部）
	http://www.TG-NET.co.jp/
印刷・製本所	大日本印刷株式会社

定価はカバーに表記してあります。
本書の無断転載・複写複製（コピー）は、著作権法上での例外を除き、著作者、出版社の権利侵害となります。
乱丁・落丁はお取り替えいたします。小社販売部までご連絡ください。
©Momoko Ueki 2012
Printed in Japan
ISBN978-4-528-01528-9 C2077

＊読者のみなさまへ
本書の内容に関するお問い合わせは、お電話かメール（info@TG-NET.co.jp）にて承ります。恐縮ですが、お電話でのお問い合わせはご遠慮ください。